AF546726

Albrecht Hempel, Maria Hempel
Ralf Mooren, Brigitte Papenfuss
Selbstheilung durch Tiefenhypnose

Projektleitung:	Klaus Altepost, Hörstel
Umschlaggestaltung:	Gesine Beran, Turin
Lektorat:	Dr. Nicole Mahne, Bielefeld
Covermotiv:	© Gesine Beran
Autorenfoto:	© Albrecht Hempel / Maike Hufenbach
Gestaltung/Satz Innenteil:	Wilfried Klei, Bielefeld
Druck & Verarbeitung:	CPI - Clausen & Bosse, Leck

info@kamphausen.media | www.kamphausen.media

ISBN Printausgabe: 978-3-95883-654-9
ISBN E-Book: 978-3-95883-655-6

1. Auflage 2024

Bibliografische Information der Deutschen Nationalbibliothek
Die Deutsche Nationalbibliothek verzeichnet diese Publikation in der Deutschen Nationalbibliografie; detaillierte bibliografische Daten sind im Internet über **http://dnb.de** abrufbar.

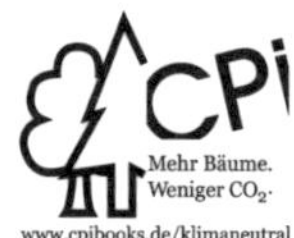

ALBRECHT HEMPEL | MARIA HEMPEL
RALF MOOREN | BRIGITTE PAPENFUSS

SELBST HEILUNG

DURCH TIEFENHYPNOSE

Wie der Dialog mit dem Unterbewusstsein die Wahrheit des Seins eröffnet

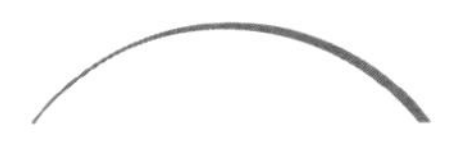

Eidesstattliche Erklärung

Fremdenergien? Irrationale Ängste? Traumata aus früheren Leben? Getrennte Seelen? Und all das als mögliche unbewusste Ursache für Autoimmun-, Krebs- oder psychische Krankheiten? Bedingungslose Liebe, die regeneriert und heilt? Unendliches Sein? Geistige Wesenheiten? Es hat Jahre gedauert, bis wir uns entschlossen haben, dieses Buch zu schreiben. Wir haben all das erlebt und erleben es in unseren Behandlungen immer wieder aufs Neue. Doch so etwas zu erleben und darüber zu schreiben sind zwei verschiedene Paar Schuhe. Wie berichten wir seriös und nachvollziehbar über das systematisch Erlebte? Wie von der Wahrheit des Seins? Die Menschen, die vielfach ihre letzte Hoffnung im direkten Dialog mit ihrem Unterbewusstsein sehen, verlassen sich zurecht auf unsere Verpflichtung, strengstes Stillschweigen zu bewahren. So haben wir uns im vollen Bewusstsein ihrer Tragweite entschlossen, die nachfolgende Eidesstattliche Erklärung abzugeben:

Wir, die Autoren und Autorinnen, erklären hiermit an Eides statt, dass die in diesem Buch wiedergegebenen Beispiele aus der Praxis der vollen Wahrheit entsprechen, dass nichts hinzugefügt oder weggelassen wurde, was das Erlebte verfälschen würde. Diese Beispiele sind protokolliert und durch Zeugen belegbar. Zum Schutz der Persönlichkeit sind die hier aufgeführten Namen frei erfunden.

Albrecht Hempel, Maria Hempel,
Ralf Mooren und Brigitte Papenfuss

Erklärung der Autoren

Wir erklären, dass wir jedem Leser und jeder Leserin die gleiche Wertschätzung entgegenbringen, in vollem Respekt vor ihrer/seiner persönlichen Einzigartigkeit. Dies vorausgeschickt, verzichten wir zugunsten einer flüssigen Lesbarkeit des Buches auf jede Form des Genderns. Die Schilderungen unserer persönlichen Erfahrungen und der anonymisierten* (mit Stern gekennzeichneten) und dennoch vertraulichen Beispiele aus der Praxis berühren uns zutiefst. Um diese vertraute Atmosphäre bestmöglich wiederzugeben, sprechen wir den Leser mit dem vertrauten Du (groß geschrieben im Sinne der Ansprache wie in einem persönlichen Brief) an. Wir sind sicher, dass Du, der Du genau dieses Buch liest, damit einverstanden bist. Hierfür vielen Dank!

Vorwort

„Wozu sich um das Leben Sorgen machen? Keiner überlebt´s." Diese scheinbar so banale Aussage von Truman Capote trifft den Kern der vielen unbewussten und bewussten Ängste, die uns daran hindern, unser Leben frei zu leben. Dabei ist Angst etwas durchaus Positives, ist sie doch seit Urzeiten in uns angelegt, um uns vor Schaden zu bewahren und unser Leben zu retten. Wenn der Säbelzahntiger um die Ecke kam, gab es für unsere Vorfahren nur die instinktive Wahl zwischen Kampf, Flucht oder Erstarrung. Adrenalin pur, blitzschnell und effizient. Diese Instinkte sind in uns allen angelegt. Und sie wirken, ob wir wollen oder nicht. Heute werden wir ständig mit den verschiedensten Ängsten konfrontiert, seien es die eigenen oder die unserer Nachbarn und Freunde. Existenzängste, Ängste vor Krankheiten und Mangel verdichten sich für viele Mitmenschen zu einer Spirale, die in eine latente Angst vor dem Tod mündet. Damit ergeben sich wesentliche Fragen zum Leben und zum Sein:

Was macht uns Menschen aus? Sind wir biologische Maschinen, die im Falle einer Fehlfunktion, zum Beispiel einer körperlichen oder psychischen Erkrankung, repariert werden müssen? Oder sind wir beseelte Wesenheiten, die in dieses Leben gekommen sind, um mit freiem Willen unvergängliche, individuelle Erfahrungen zu machen? Ist unsere Existenz mit dem physischen Tod für immer und ewig vorbei? Oder ist der Tod der Übergang in eine geistige Phase des Seins, die sich unserer bewussten Wahrnehmung entzieht? Besteht alle Materie, so auch der menschliche Körper, in ihrem tiefsten Inneren aus rein geistiger Potenzialität, also geistiger Energie?

Und wenn ja, ist es so, dass diese geistige Energie alles mit allem verbindet? Gibt es Geistwesen?

Solche und ähnliche Fragen stellten wir uns natürlich nicht jeden Tag, und schon gar nicht, wenn wir beruflich oder privat in unserem Alltag voll eingespannt waren. Es gab aber immer wieder Situationen im Leben, in denen sich uns diese Fragen nach dem menschlichen Sein geradezu aufdrängten, insbesondere dann, wenn wir mit Hoffnungslosigkeit, Krankheit und Tod konfrontiert wurden. So machten wir uns parallel zu unseren beruflichen Tätigkeiten auf die Suche nach Antworten. Diese Antworten sollten eindeutig sein und auf nachgewiesenen, gesicherten Erkenntnissen beruhen. Es mussten also Möglichkeiten gefunden werden, diese Fragen jederzeit reproduzierbar und systematisch zu beantworten. Der bloße Glaube, im Sinne von „etwas als wahr anzunehmen, was man nicht beweisen kann", reichte uns hierzu nicht aus.

In etwa 30 Jahren intensiver Forschung haben wir weitgehende und eindeutige Antworten auf diese Fragen erhalten. In dieser Zeit haben wir uns experimentell und in der Praxis mit den Gefühlen und deren Wirkung auf Lebensqualität und Gesundheit beschäftigt, wobei wir wirksame Methoden entwickelt haben, die eigenen Gefühle bewusst zu kanalisieren. Zudem verfügen wir seit 2008 über eine Möglichkeit, Menschen durch die kombinierte Anwendung von hypnotischen und psychoenergetischen Interaktionen in tiefste Trancezustände zu versetzen, in denen die individuelle Wahrnehmung gegenüber dem Wachbewusstsein immens erweitert ist. In mittlerweile über 2.000 solcher Hypnosen, die alle protokolliert sind und zum Teil in unseren Seminaren von den Teilnehmern miterlebt wurden, haben wir tiefe Einblicke in eine immens erweiterte Wirklichkeit des Seins und die hierin begründeten Potenziale erhalten – systematisch und reproduzierbar. So sagen wir nach inzwischen 15 Jahren Erfahrung mit tiefsten Trancen dies:

Die Realität, die wir mit unserem Bewusstsein erfassen und mit unseren Sinnen wahrnehmen, ist nur ein kleiner Ausschnitt dessen, was die Wirklichkeit unseres Lebens, unseres gesamten Seins ausmacht. Das Wesentliche ist uns verborgen. Wir nennen es deshalb Unterbewusstsein. In ihm entstehen alle unsere Gefühle und es steuert jede unserer Körperfunktionen. Es verbindet uns energetisch mit unserer Seele, mit jedem anderen Menschen, mit allem, was ist.

Die Seele ist in jeder Sekunde unseres Lebens zugleich Teil einer alles verbindenden Dimension, die in tiefen Trancezuständen systematisch als bedingungslose Liebe erfahren wird. Zeit und Raum existieren in dieser Dimension nicht. In dieser Dimension der Liebe ist immer hier und immer jetzt. Sie ist der Urgrund von allem und damit auch von jeglicher Materie. Alles besteht in seinem tiefsten Inneren aus dieser Liebe, alles, was existent ist, auch unsere Körper. Diese Liebe erfährt sich selbst durch uns Menschen, aber auch durch jedes Tier, jede Pflanze, jeden Stein. Das immaterielle Feld dieser Liebe nimmt jedes Gefühl, jeden Gedanken und jede Handlung als unmittelbare Erfahrung der Seele auf ewig auf. Wir Menschen können unser Leben mit freiem Willen genau so gestalten, wie wir es gestalten möchten.

Alles wird zur Erfahrung der Liebe. Diese ist bedingungslos, wertet also nicht. Auf dieser übergeordneten Ebene des Seins gibt es keine Schuld, nur die in eigener Verantwortung gemachte Erfahrung. In tiefen Trancen ist auch die Kommunikation mit geistigen Wesen und Verstorbenen möglich. Dies gehört in der Palliativmedizin ebenfalls zur täglichen Erfahrung. Die geistigen Wesen sind im Feld der bedingungslosen Liebe genauso existent wie alle menschlichen

Seelen. In diesem Feld der Liebe ist alles eins und dennoch individuell. So bleibt die individuelle Identität eines jeden Menschen auch nach dem physischen Tod des Körpers auf ewig erhalten.

Es ist uns ein großes Anliegen, alle Erkenntnisse über die Wirklichkeit menschlichen Seins, wie sie uns in den letzten 30 Jahren zuteilgeworden sind, mit diesem Buch weiterzugeben. Hierbei sind wir uns dessen bewusst, dass diese Erkenntnisse den Rahmen dessen, was allgemein für möglich gehalten wird, bei Weitem übersteigen. Deshalb legen wir im Folgenden genau und nachvollziehbar dar, wie wir zu diesen Erkenntnissen gekommen sind. Die Einblicke, die wir beim Eintauchen in die Wirklichkeit des Seins erhielten und insbesondere die Wirkungen für das Leben, die hiermit immer wieder erzielt wurden und werden, machen uns dankbar und demütig. Eines wissen wir genau: Die Wirklichkeit des Seins ist so überwältigend, dass sie mit dem Verstand, der menschlichen Logik, nicht im Mindesten zu erfassen ist. So können unsere weitreichenden Erkenntnisse auch nur als ein kleiner Bruchteil dessen betrachtet werden, was das Sein ausmacht. Aber selbst dieser Bruchteil beinhaltet ungeahnte Perspektiven für das Leben.

Doch welche konkrete Hilfe für das Leben kann hieraus gewonnen werden? Es liegt uns fern, mit diesem Buch Empfehlungen abzugeben. Vielmehr ist es uns wichtig, Dir unsere Erkenntnisse in Gänze anzubieten, gleichsam wie auf einem Tablett. Die wohl wichtigste Erkenntnis für uns selbst ist die unumstößliche, erfahrbare Gewissheit, dass unser individuelles Sein mit dem Tod nicht endet. Demnach können wir sogar im Tod ungeahnte Perspektiven für das Leben erkennen, nämlich die Sicherheit des Seins. Wenn wir die Sicherheit verinnerlichen, dass der in sehr ferner Zeit eintretende

Tod nichts Schlimmes, sondern vielmehr der Übergang in eine andere Form des Seins ist, können wir uns dem Leben unbelastet von irrationalen Ängsten zuwenden und es so gestalten, wie es unseren eigenen Vorlieben und Vorstellungen entspricht.

Zudem wissen wir heute mit absoluter Sicherheit, dass seelische Konfliktsituationen auslösend für viele unserer körperlichen Krankheiten und psychischen Störungen sind. Werden diese im erweiterten Bewusstseinszustand einer tiefen Trance aufgelöst, können Selbstheilungsprozesse initiiert werden, die zur vollständigen Genesung führen, selbst in Fällen, in denen aus medizinischer Sicht keine Hoffnung mehr besteht. Gleiches gilt auch für die Ausleitung von Giftstoffen oder Impfungen aller Art.

Mit diesem Buch laden wir Dich ein, uns auf unserer Reise zu diesen Erkenntnissen zu begleiten, und wünschen Dir, dass Du die Informationen, Anregungen und Hilfen erhältst, nach denen Du vielleicht schon lange suchst.

Deine

Brigitte - Ralf - Maria - Albrecht

Schlüsselmomente

Wenn wir über die spirituelle Dimension des Lebens sprechen, in der alles eins ist und in der die individuelle Identität der Seele auf ewig erhalten bleibt, so wird das einigen von Euch vertraut, vielen aber unverständlich vorkommen. Wie kann denn alles eins sein und zugleich individuell? Tja, da sind wir schon an den Grenzen des Vorstellbaren. Das wirft die Frage auf, ob denn alles, was wir erleben und erfahren, für uns vorstellbar, also erklärbar sein muss. Oder ist es vielmehr so, dass wir manchmal aus heiterem Himmel mit Eindrücken und Erlebnissen konfrontiert werden, die uns tief berühren und dennoch absolut unerklärlich sind? Bei uns war es zumindest so, jeweils auf einzigartige Weise. So, als würde uns etwas in bestimmten Momenten auf geheimnisvolle Weise unterstützen oder auch auf etwas hinweisen wollen. Solche Momente, deren Botschaft wir vielfach erst Jahre später erkannt haben, nennen wir heute „Schlüsselmomente“.

Wir sind sicher, dass jeder Mensch von Zeit zu Zeit solche Schlüsselmomente erlebt. Die Frage ist, ob er sie als solche erkennt. Doch auch wenn sie nicht gleich erkannt werden, begleiten sie uns unbewusst durch unser gesamtes Leben.

Bei uns war es so, dass wir immer mehr hierüber erfahren wollten, und letztlich führten sie uns zur Spiritualität. Einige unserer persönlichen Schlüsselmomente zeigten sich so:

Brigitte – Wahrnehmungen jenseits aller Sinne

Den ersten meiner Schlüsselmomente hatte ich im Alter von fünf Jahren. Ich schaute meinen Vater mit großen Augen an und erklärte ihm mit absoluter innerer Sicherheit: „Papa, wenn ich groß bin, dann habe ich einen Bauernhof!“ Mein Vater schaute mich mitleidig an und fragte: „Was willst du mit einem Bauernhof? Wir sind doch keine Bauern. Wir wissen doch gar nicht, wie man mit Tieren umgeht und sie versorgt.“ Das Gefühl des Entsetzens, mit dem ich meine Antwort gab, steigt mit dem Schreiben dieser Zeilen so in mir auf, als sei es gestern gewesen: „Papa! Nicht für Tiere! Ein Bauernhof für Menschen!“ Genau das sollte sich 50 Jahre später bewahrheiten. Heute habe ich einen Bauernhof für Menschen.

Als ich acht Jahre alt war, starb meine liebe Uroma. Das war meine erste Begegnung mit dem Tod. Bei ihrem Begräbnis standen unsere ganze Familie und viele weitere Menschen vor dem Grab. Als der Sarg hinabgelassen wurde, weinten sie. Völlig erstaunt fragte ich meine Mutter: „Mama, warum weinen die alle?“ Sie antwortete: „Sie sind traurig, weil die Uroma gerade begraben wird.“ Verwundert sagte ich ganz leise vor mich hin: „Wieso? Die steht doch hier.“ Tatsächlich stand meine Urgroßmutter links neben mir.

Als mein geliebter Opa starb, war ich vierzehn Jahre alt. Als Bergmann hatte er fast sein ganzes Leben lang unter Tage gearbeitet. Er erkrankte an Staublunge und wurde Frührentner. Die Krankheit belastete ihn viele Jahre. Er war überzeugter Atheist. Als er im Sterben lag, waren die engsten Familienmitglieder um ihn versammelt, so auch ich. Meine Oma hatte nach einem Priester gerufen, der kurz danach das Zimmer betrat. Als dieser ihm die letzte Ölung geben wollte, bäumte sich mein Opa auf und schrie förmlich: „Raus hier, ich glaube nicht an Gott! Lasst mich mit dem Scheiß in Ruhe!"

Das Atmen wurde ihm immer schwerer. Auf einmal entspannte er sich sichtlich und bekam ein Lächeln ins Gesicht. Er nannte Namen, die ich nicht kannte, und sprach mit ihnen: „Oh, du bist auch da?" Meine Mutter sagte, es seien die Namen seiner verstorbenen Kinder. Dann sprach er mit seiner verstorbenen Mutter: „Mama …" Kurz bevor er das Bewusstsein verlor, brach es aus ihm heraus: „Oh Gott, es gibt dich doch! Hätte ich das doch nur eher gewusst." Das hat mich zutiefst bewegt.

Die Erinnerungen an diese Ereignisse verblassten mit der Zeit. Zu sehr nahm mich der Alltag in Anspruch. Viele Jahre später, als meine beiden Töchter begannen, ihre eigenen Wege zu gehen, kamen die Erinnerungen an meine persönlichen Schlüsselerlebnisse zurück. Tief in meinem Inneren war ich mir immer sicher, dass ich, wie jeder andere Mensch auch, mit einer spirituellen Dimension verbunden bin, die weit über das hinausgeht, was ich mit meinen Sinnen wahrnehmen kann. So hegte ich den innigen Wunsch, hierüber mehr zu erfahren und vielleicht sogar einen Zugang zu dieser geistigen Dimension zu erhalten. Dieser Zugang konnte nur aus mir selbst heraus entstehen, aus meinem Unterbewusstsein, das war mir klar.

Ich verbrachte eine Zeit im Schweigekloster und war anschließend für einige Jahre als ehrenamtliche Sterbebegleiterin tätig. Auch hier durfte ich oftmals miterleben, dass Sterbende in der Phase des Übergangs mit bereits verstorbenen Angehörigen und Freunden sprachen. Seit 2003 betreibe ich gemeinsam mit Ralf Mooren ein Therapie- und Ausbildungszentrum. Hier haben wir über Jahre ein Hypnoseverfahren entwickelt, mit dem tiefste Trancezustände erreicht werden. Solche erweiterten Bewusstseinszustände eröffnen den direkten Zugang zur spirituellen Dimension des Seins mit unendlichen Perspektiven für das Leben. Hierfür bin ich zutiefst dankbar und demütig.

Maria – Begleiterin beim Übergang ins Licht

Mein Leben als Pfarrerstochter hat mich schon in der Kindheit die Endlichkeit unseres irdischen Daseins hautnah erleben lassen, immer dann, wenn die Beerdigungsgespräche meines Vaters in seinem Amtszimmer in unserer Wohnung stattfanden und ich den Trauernden begegnete.

„Mutter, musst du auch einmal sterben?" „Wenn mich der liebe Gott zu sich ruft." Als kleines Kind antwortete ich damals: „Aber, wenn er dich ruft, dann hörst du doch nicht, oder?" Der natürliche Umgang mit Sterben und Tod in unserer Familie, eingebettet in einen tiefen Glauben, machte solche Gespräche möglich. Er ließ in mir die Gewissheit wachsen, dass wir nie – auch nicht im Sterben – allein sind. Dass wir uns niemals einsam fühlen müssen. So hat es uns auch tief berührt, als uns mein Vater vom Sterben einer lieben alten Nenntante erzählte, die er begleiten durfte: Sie war bis zum Schluss geistig klar, wusste sich geborgen und hieß ihr Ende willkommen. Vater berichtete von einem großen Frieden in ihr und auch im Sterbezimmer, von einem für ihn heiligen Moment.

Und es gab immer wieder Situationen, in denen ich dies selbst erfahren durfte, auch in meinem praktischen Jahr vor dem Medizinstudium als Hilfspflegerin auf einer alterspsychiatrischen Station oder später als Assistenzärztin in einer Nervenklinik. Ich setzte mich zu den Sterbenden ans Bett. Teils argwöhnisch, aber auch oft dankbar von meinen Mitmenschen beäugt, war ich mir schon damals sicher, dass es in diesem Moment nichts Wichtigeres gab. Und ich habe jedes Sterbebett mit einem Gefühl tiefer Dankbarkeit verlassen. Nicht zuletzt, weil ich spürte, Teil eines ganz besonderen Moments des Lebens gewesen zu sein.

Die Scheu der anderen habe ich damals zur Kenntnis genommen, ohne sie zu verstehen. Sie war einer der Gründe, mich der noch jungen Palliativmedizin zu verschreiben: Ich hatte den dringenden Wunsch, sowohl die Sterbenden als auch ihre Angehörigen und professionellen Begleiter dabei zu unterstützen, diesen Teil des Lebens genauso wertzuschätzen wie eine Geburt. Hier fragen wir ja auch: Was braucht das Kind? Was hilft der Mutter? In welcher Umgebung können sie sich wohl und sicher fühlen?

Nach meiner Zusatzausbildung zur Palliativmedizinerin hatte ich das große Glück, ein Team der Spezialisierten Ambulanten Palliativversorgung mit aufbauen zu dürfen. Hier sind mir die unterschiedlichsten Menschen in unterschiedlichsten Lebenssituationen begegnet – und jede dieser Begegnungen war ein Geschenk.

Wir konnten immer wieder miterleben, wie sich Patienten in ihrer letzten Lebensphase entspannten. Diese Entspannung übertrug sich auch auf Angehörige, insbesondere, wenn sie eine beobachtete „Verwirrtheit“, ein „jetzt redet er dummes Zeug, spricht mit Leuten, die schon tot sind …“ als Hellfühligkeit, als Hinüberschauen „auf die andere Seite“ erkennen durften. Und einverstanden waren, auf Psychopharmaka zu verzichten.

Nicht zuletzt berührt mich bis heute der Anblick eines Verstorbenen, oft friedlich nach all den Mühen schwerer Krankheit, teils mit einem wunderschönen Gesichtsausdruck, teils sogar mit einem Lächeln auf den Lippen. Auch wenn es sich in manchen Fällen erst Stunden nach dem Versterben zeigte.

Albrecht – Menschen im Herzen berühren

Als Sohn eines Theologen und einer Lebens- und Eheberaterin bekam ich schon in der Kindheit viel von den Gesprächen mit, die meine Eltern mit Ratsuchenden führten. Mir fiel auf, dass es immer die gleichen Konfliktkonstellationen waren, unter denen die Menschen litten. „Ich bin es nicht wert …“, „Ich bin nicht erfolgreich genug …“ Das hat mich schon beeindruckt und auch überrascht. Mir erschien es als Widerspruch, dass Menschen immer wieder in die gleichen Konfliktszenarien gerieten. Dabei habe ich mich selbst durch mein Leben getrieben, ohne dass es mir auffiel.

Als Säugling hatte ich eine Rückgratverkrümmung mit der Gefahr einer Buckelbildung. Mit neun Monaten kam ich deswegen in eine Klinik mit Kinderorthopädie. Dort musste ich, festgebunden auf einem Brett, mit zwei Unterbrechungen neun Monate lang bleiben. Bei beiden Unterbrechungen hatte ich jeweils eine Lungenentzündung. Mit dem Wissen „Jetzt kann nur die Mutter helfen“ durfte ich in diesen lebensbedrohlichen Situationen nach Hause. Als ich von zu Hause weggegeben wurde, bin ich aus dem Nest gefallen. Wenn ich dann, schwer krank, wieder nach Hause gebracht wurde, hatte ich die Nestwärme wieder. Und dann wurde ich wieder weggegeben. Diese Erfahrungen haben mich geprägt – mehr als ich lange ahnte.

Meinen Halt im Leben habe ich in der klassischen Musik gefunden, in der ich mich geborgen fühlen konnte und die mich sofort in die vertikale Anbindung, die Verbindung mit dem spirituellen Aspekt des Lebens, brachte. Wenn ich das Klavierkonzert in d-Moll von Mozart höre, insbesondere den mittleren langsamen Satz, gehe ich in dieser Anbindung auf. Das ist auch so bei den Brandenburgischen Konzerten oder den Violinkonzerten von Bach.

Meine eigene Tieftrance-Hypnose, die ich in einem Seminar erhielt, war für mich zugleich mein Schlüsselmoment, den ich mein Leben lang nicht vergessen werde. Auf meinen Wunsch hin wurde ich in Tieftrance zu der Situation meines Lebens und meines gesamten Seins geführt, die mein heutiges Leben am meisten belastet. Eigentlich war ich mir vor der Hypnose recht sicher, dass sich hierbei nicht viel ergeben würde. Schließlich stand ich ja gefestigt mitten im Leben.

Doch in der Trance war ich der Säugling, der auf dem Brett festgeschnallt war. Ich war verzweifelt und habe furchtbar geweint. Urplötzlich befand ich mich im Licht, behütet, geborgen und vollständig angenommen. Die pure Verzweiflung schlug in ein Glücksgefühl um, das mit Worten nicht zu beschreiben ist. Als ich dann aufgefordert wurde, weiter in die Situation zu gehen, war ich sofort wieder an dem Brett festgeschnallt und wieder völlig verzweifelt. „Das Licht ist wieder weg", überkam es mich. „Ich kann dem Licht nicht trauen." Als ich mit „und weiter, und weiter, weiter" weiter in die Situation geführt wurde, war das Licht wieder da und ich hörte erneut die Musik. Ein Moment höchsten Glücks und absoluter Geborgenheit. Im nächsten Moment war ich wieder an das Brett gefesselt und völlig verzweifelt. Dann wurde ich in die Gegenwart zurückgeführt. Als ich gefragt wurde, ob ich eine Seele habe, war mir das mit absoluter Sicherheit klar, und auch, dass meine Seele immer Teil des liebenden Lichts ist, das ich gerade erfahren hatte. Das Licht der Liebe ist in allem und jedem. Alles ist Licht und alles ist in diesem Licht verbunden. So konnte ich mir nach Aufforderung von Ralf, der mich hypnotisierte, alle meine Seelenanteile zufließen lassen, die ich während meiner beiden Todesnähe-Erfahrungen als Säugling für dieses Leben verloren hatte.

Vor dieser Hypnose war mein Leben mit Spannung aufgeladen. Als sich die Selbstblockierung auflöste, fiel es mir wie Schuppen von den Augen, wie leicht das Leben sein kann. Ich fühlte mich nicht mehr als Treibgut auf dem Strom des Lebens, sondern als Kapitän des eigenen Lebensschiffes. Was wird mich Petrus, oder wer gerade Pförtnerdienst hat, fragen, wenn ich eines Tages an die Himmelstür klopfe? Bestimmt nicht, wie viel ich verdient oder was ich besessen habe. Die Frage, die ich erhoffe, ist: „Wie viele Menschen hast du im Herzen berührt und von wie vielen Menschen hast du dich im Herzen berühren lassen?"

Ralf – Wunder geschehen so leise

Einer dieser Schlüsselmomente, die mich mein ganzes Leben lang begleitet haben, klingt für mich selbst surreal. Aber für mich ist er real, sehr real. Ich liege auf dem Rücken und sehe die Zimmerdecke. Links neben mir höre ich Stimmen von Leuten, die sich leise unterhalten. Irgendwie fühle ich mich ihnen verbunden. Ich versuche, mich zu drehen und hinzuschauen. Es ist äußerst anstrengend und es gelingt nur ein wenig. Mein Kopf ist zu schwer. Dann blicke ich in die grundgütigen Augen meiner geliebten Oma, die mich wieder gerade hinlegt. In diesem Moment durchströmt mich ein Gefühl der absoluten Geborgenheit. Dieses Gefühl kann ich mein Leben lang abrufen. Besonders in schwierigen Momenten.

Als ich etwa acht Jahre alt war, lag ich im Bett und las ein Buch, das ich mir in der Schule ausgeliehen hatte: Götz von Berlichingen für Kinder. Nachdem ich dort gelesen hatte, dass jemand starb, legte ich das Buch zur Seite und dachte erschreckt darüber nach. Ist mit dem Tod alles zu Ende? Vorbei – für immer und ewig? Werde ich Christiane, Mama, Papa, Oma und Opa nie, nie, nie mehr wiedersehen? Ich gab mir einen Ruck, schloss meine Augen und habe intensiv versucht, mir vorzustellen, dass mit dem Tod alles endet. Über eine Stunde lang habe ich es immer wieder versucht. Dann stellte ich erleichtert fest: Es geht nicht! Es geht einfach nicht! Je mehr ich es versuchte, desto intensiver trat eine geistige Sperre dieser Vorstellung entgegen. Damit wurde mir klar, dass mit dem Tod nicht alles endet, und ich war vollkommen beruhigt – bis heute.

In meiner Grundschulzeit hatten wir zwei Kurzschuljahre und so kam ich mit neun Jahren auf das Gymnasium. In den ersten Jahren ging es noch ganz gut, aber dann wurden meine

Leistungen zunehmend schlechter, grottenschlecht, um ehrlich zu sein. Latein hielt ich für überflüssig und Mathematik war für mich der Horror schlechthin. Als ich etwa zwölf Jahre alt war, fragte mich die ältere Schwester meines Freundes, was ich denn später einmal werden wolle. „Ingenieur oder Rechtsanwalt“, gab ich zur Antwort. „Als Ingenieur musst du Mathe können und als Anwalt musst du reden lernen“, kam prompt die Antwort. Der Schock saß tief. Bereits zu diesem Zeitpunkt war ich der festen Überzeugung, dass ich viel zu dumm war, um jemals Mathematik erlernen zu können. So quälte ich mich mit Unterstützung durch Nachhilfe bis zur Mittleren Reife. Mit Beginn der Sommerferien verließ ich dann die Schule. Zuvor hatte ich in den Ferien bereits zweimal als Eisenbieger bei einem örtlichen Bauunternehmen gearbeitet. Das machte mir Freude und hier war ich anerkannt.

Unmittelbar nachdem ich die Schule verlassen hatte, trat ich hier eine feste Anstellung an. Die ersten drei Wochen waren einfach, dann wurde mir aber immer mehr bewusst, dass ich mein ganzes Leben verpfuscht hatte – und das mit 15. Die Sommerferien gingen zu Ende und ich sah meine ehemaligen Klassenkameraden wieder zur Schule gehen. Als ich auf einer Baustelle arbeitete, die sich genau gegenüber dem Haus meines ehemaligen Englischlehrers befand, habe ich mich in Grund und Boden geschämt.

Dann kam der Moment, der mein ganzes Leben veränderte. Es war so, als hätte jemand einen Schalter in mir umgelegt. Mit einem Schlag war das Gefühl der Minderwertigkeit, das mein Leben viele Jahre latent bestimmt hatte, verschwunden. Urplötzlich wusste ich mit absoluter Sicherheit, dass ich wieder zur Schule gehen und es mit Leichtigkeit schaffen würde, Ingenieur zu werden. Das war auch so. Meinen Eltern bin ich heute noch sehr dankbar dafür, dass sie es mir ermöglicht haben, wieder zur Schule zu gehen.

Eine Situation, die ich im Alter von 35 Jahren erlebte, stellt für mich heute noch ein Wunder dar. Ich stehe an einer Drehbank, einer Maschine, in der rotationssymmetrische Teile fest eingespannt und bearbeitet werden. Diese Teile, zum Beispiel Wellen, drehen sich hierbei kontinuierlich mit hohen Drehzahlen.

Es ist Februar und ich trage einen dicken Winterpullover. Urplötzlich verfängt sich ein Span im rechten Ärmel und zieht einen dünnen Faden. Der Faden wird vom Drehteil aufgewickelt und zieht an meinem rechten Arm, der inzwischen ausgestreckt ist. Meine Fingerspitzen befinden sich nur wenige Zentimeter vor dem sich drehenden Werkstück. Es geschieht wie in Zeitlupe. Obwohl alles in Sekundenschnelle passiert, wird jede dieser Sekunden unendlich lang. Ich habe nur einen Gedanken, der sich blitzartig ständig wiederholt: „Ich will dort nicht hineingezogen werden!" Ich weiß genau, dass dann mein Arm aufgewickelt und ich anschließend mit dem ganzen Körper in die tonnenschwere Maschine gezogen werden würde. Der Faden wird immer dicker. Schließlich reißen der gesamte Pullover und mein Oberhemd in tausend Stücke und wickeln sich um das Drehteil. Wie paralysiert stehe ich mit nacktem Oberkörper davor. Ich habe einige Schürfwunden, aber sonst ist mir nichts passiert. Ein Mitarbeiter, der blitzartig herbeigelaufen ist, um mir zu helfen, schaltet die Maschine aus.

Die Kräfte, die dort aufgetreten sind, waren so gewaltig, dass sich das stählerne Drehteil im Futter, also an der Stelle, an der es in der Maschine festgeklemmt ist, verformt hat. Physikalisch ist es völlig unmöglich, dass jemand, der frei und aufrecht vor der Maschine steht und sich noch nicht einmal abstützen kann, auch nur einen Bruchteil dieser Kräfte aufbringen kann, da er einfach nach vorne gezogen wird. Was hier geschehen ist, ist ein Wunder! Und ich sage immer wieder: „Danke, danke, danke!"

Von da an suchte ich nach einem Zugang zu den spirituellen Aspekten des Lebens, den ich 15 Jahre später gemeinsam mit Brigitte in den Tieftrance-Hypnosen fand.

Spiritualität – jenseits wissenschaftlicher Grenzen

Steht die Spiritualität im Widerspruch zu den exakten Wissenschaften oder werden hierdurch die Grenzen dieser Wissenschaften überschritten und neue Erkenntnisse gewonnen? Eine interessante Frage, oder? Ist etwas unmöglich, nur weil es niemand für möglich hält? Schließlich werden die Grenzen der Wissenschaften an Schulen und Universitäten zumeist nicht betrachtet. Schauen wir uns die Wissenschaften doch einfach einmal an:

Die Mathematik gilt als die Mutter aller Naturwissenschaften. Der Begriff der Unendlichkeit ist in der Mathematik fest verankert. Hierfür gibt es sogar einen eigenen Begriff, nämlich den der Infinitesimalrechnung, was nichts anderes als Unendlichkeitsrechnung bedeutet. Die Quadratur des Kreises gelingt nie vollständig. Die Kreiszahl Pi ist, wie andere Konstanten auch, unendlich. Doch wie kann etwas, das ins Unendliche geht, exakt sein? So ist die Mathematik zwar hinreichend genau, aber eben nicht exakt, zumindest nicht im Sinne von hundertprozentiger Genauigkeit. Dabei gilt die Mathematik sicherlich als die exakteste aller exakten Wissenschaften.

Alles bewegt sich

Das bringt uns zu der Frage, was denn in unserer Welt exakt, also zu 100 Prozent konstant ist. Die einfache Antwort lautet: Nichts! Alles ist immer in Bewegung. Schon die kleinste Temperaturänderung geht sofort mit einer Veränderung des

Volumens einher, ganz egal, ob bei festen Stoffen, Flüssigkeiten oder Gasen. Alles, was uns umgibt, hat ein Gewicht, jedes Lebewesen, jede Pflanze, jeder Stein, ja sogar die Luft, die wir atmen. Ein Physiker würde das Gewicht als „Masse“ bezeichnen und das, was ein Gewicht hat, als „Materie“. Jede Form von Materie dehnt sich bei steigender Temperatur aus und zieht sich bei sinkender Temperatur wieder zusammen. Nur das Wasser bildet hier eine Ausnahme. Es dehnt sich aus, wenn es zu Eis gefriert. Das nennt man auch die Anomalie des Wassers. Und weil die Temperaturen ständig wechseln, ist ständig alles in Bewegung.

Würde man ein Gebäude mit einer festinstallierten Kamera über ein Jahr filmen und den Film anschließend im Zeitraffer anschauen, so sähe man die Kanten nicht scharf, sondern könnte ganz genau sehen, dass sie hin und her schwingen. Eine Brücke, die bei 20° Celsius 100 Meter lang ist, könnte an einem heißen Sommertag um sieben Zentimeter länger und in einer kalten Winternacht um fünf Zentimeter kürzer werden. Zwischen diesen Werten ändert sie ihre Länge mit jeder noch so kleinen Temperaturänderung in jeder Sekunde, und seien es nur tausendstel Millimeter. Solche Längenänderungen werden bei der Erstellung von Gebäuden durch die Anordnung von verschieblichen Auflagerungen und Dehnungsfugen ausgeglichen. Präzise Maschinenbauteile, deren Toleranzen nur wenige tausendstel Millimeter betragen dürfen, werden in klimatisierten Messräumen bei exakt definierten Temperaturen vermessen. Was man mit der Kamera optisch nachweisen könnte, ist die Tatsache, dass alles immer in Schwingung ist, auch wenn es uns als starr erscheint.

Wir bemerken die ständigen Bewegungen aller Materie in unserem Alltag nicht. In der Technik werden sie allerdings mit vollkommenem Selbstverständnis berücksichtigt. Wäre das nicht der Fall, so würden sich Gebäude verschieben und so selbst zerstören. Es gäbe keine Autos, denn keine einzige Maschine würde funktionieren.

Vor dem Hintergrund, dass alles schwingt, bekommt das Adjektiv „felsenfest“ eine ganz neue Bedeutung.

Woraus alles besteht

Woraus besteht denn eigentlich Materie, die scheinbar so fest ist und sich dennoch so elastisch verhält? Ganz genau weiß man das nicht, aber hierfür sind im Laufe der Jahrtausende die verschiedensten Modelle entwickelt worden. Der griechische Philosoph Demokrit vertrat die Ansicht, dass man, wenn man Materie immer weiter zerkleinert, irgendwann auf winzig kleine Teilchen trifft, die unteilbar sind. Diese bezeichnete er als „Atome“.

Aus heutiger Sicht bestehen diese Atome aus einem Kern von Protonen und Neutronen, die von Elektronen in riesigem Abstand umkreist werden. Stellt man sich das Proton eines Wasserstoffatoms als einen Fußball vor, so hätte das Elektron die Größe einer Erbse. Läge der Fußball nun in der Mitte eines Stadions, so würde er von der Erbse auf Höhe der obersten Ränge umkreist werden. Dabei dreht sich die Erbse auch noch ständig um die eigene Achse. Der Raum dazwischen, also das Stadion, ist leer. Da jede Form der Materie aus unzähligen Atomen aufgebaut ist, besteht Materie fast vollständig aus diesem leeren Raum. Das trifft auch auf unseren menschlichen Körper zu, der ebenfalls aus belebter Materie besteht.

Doch woraus besteht unser Fußball, das Proton? Nein, das Proton ist auch nicht fest. Es besteht aus noch viel kleineren

Elementarteilchen, sogenannten Quarks. Nach dem Standardmodell der Elementarteilchenphysik gibt es darüber hinaus noch viele weitere Elementarteilchen, beispielsweise Photonen, Lichtteilchen ohne Masse. Im Forschungszentrum CERN wird mit dem Teilchenbeschleuniger LHC nach weiteren Teilchen gesucht.

Spirituelle Energien – alles Mumpitz?

Mal ehrlich, ist bei diesen allerkleinsten Teilchen der Begriff „Teilchen", der ja etwas Festes suggeriert, überhaupt noch angebracht? Geht die Materie in diesen Dimensionen des tiefsten Inneren nicht schon längst in pure Energie über? Besteht der menschliche Körper in seinem Urgrund aus reiner Energie? Damit sind wir bei der Frage, was Energie denn eigentlich ist.

Hierbei kommt uns eine lebhafte Diskussion in den Sinn, die am 16. November 2010 in der Fernsehsendung „Menschen bei Maischberger" zum Thema „Übersinnliche Kräfte: Mysterium oder Mumpitz?" geführt wurde.

Zu Beginn der Sendung führte Nora Rhiola Klee eine energetische Raumreinigung durch. In einem Kreis aus herzförmigen Kieselsteinen schlug sie einen Gong an. Dann rieb sie eine Klangschale aus Bergkristall an, die einen tiefen, lange nachschwingenden Ton abgab. Sie erklärte, hierdurch würden die verdichteten Raumenergien umgewandelt. „Dann tanzen die Elfen wieder in den Räumen", stellte sie fest.

Das war eine Steilvorlage für den nächsten Gast, den Physiker Prof. Dr. Oberhummer. „Um welche Energien handelt es sich hier? Wie kann man diese messen? Sind es elektrische, kinetische, Gravitationsenergien oder andere? Erklären Sie das doch einmal!" Diese Erklärung gestaltete sich in der damaligen Runde, in der sichtbar vorgefasste Meinungen aufeinanderprallten, als schwierig.

Also denken wir an dieser Stelle einmal darüber nach: Der Begriff der Energie kommt aus der Philosophie des antiken Griechenlands und bedeutet „eine lebendige Wirklichkeit“. Damit ist eine Möglichkeit beschrieben, die etwas bewirken kann. Der Begriff der Energie steht also ganz allgemein für eine Kraft, die etwas bewirkt, wenn sie eingesetzt wird. Demnach ist unter einer Energie ein ruhendes oder fließendes Potenzial zu verstehen.

Da der Begriff seinen Ursprung in der Philosophie hat, dürfte er primär zur Erfassung geistiger Potenziale, wie zum Beispiel geistiger Energie oder Lebensenergie, entstanden sein. Erst viel später, im Jahre 1807, um genau zu sein, hat sich die Physik den Begriff „Energie“ als feste naturwissenschaftliche Bezeichnung angeeignet. Sie bezeichnet hiermit jede Form von physikalischer Arbeit, also elektrische Energie, mechanische Arbeit, Bewegungsenergie, Wärmeenergie und Energie der Lage, um nur einige zu nennen.

Das allerdings wird der Definition der Energie in ihrer ursprünglichen Bedeutung nicht gerecht, da hier nur das als Energie bezeichnet wird, was mit den Möglichkeiten der Physik messbar ist. Somit werden spirituelle Energien aus Sicht der Physik von der ursprünglichen Bedeutung ihres Wortsinns abgeschnitten.

Das ist insofern nachvollziehbar, als es sich bei der Physik um die Lehre von der Materie handelt. In dieser rein materiellen Wissenschaft haben spirituelle Energien naturgemäß keinen Platz, was aber nicht bedeutet, dass es sie nicht gibt. Demzufolge müsste der Begriff „Energie“ richtigerweise für alle Energien stehen, die spirituellen und die physikalischen.

Auch wenn spirituelle Energien in der Physik keinen Platz haben, verhalten sich physikalische Energien durchaus sehr merkwürdig, und zwar genau so, als wären sie spiritueller Natur.

Der menschliche Körper – Materie oder Energie?

Nach Albert Einsteins spezieller Relativitätstheorie besteht ein direkter Zusammenhang zwischen Materie und Energie, den er mit seiner weltberühmten Formel $E = mc^2$ beschreibt. Dieser Zusammenhang besteht darin, dass Materie in Energie umgewandelt werden kann und umgekehrt. In dieser Formel steht das E für Energie, das m für Masse und das c für die Lichtgeschwindigkeit.

Um zu errechnen, wie viel Energie in einem Kilo Materie steckt, beispielsweise in einem Liter Wasser oder einem Kilogramm Federn, braucht man nur dieses Kilogramm mit dem Quadrat der Lichtgeschwindigkeit zu multiplizieren. Da die Lichtgeschwindigkeit knapp 300.000 Kilometer pro Sekunde beträgt, also 300.000.000 Meter pro Sekunde, und das Ganze noch quadriert wird, kommt hierbei eine gigantisch große Zahl heraus: 90.000.000.000.000.000 Newtonmeter. Zum Vergleich: Ein großer PKW hat ungefähr 700 Nm.

Der Stand der heutigen Technik ermöglicht die Umwandlung von Materie in Energie allerdings nur in einem ganz geringen Maße, zum Beispiel in Kernkraftwerken und anderen Atomreaktoren. Im CERN wird Energie in Materie umgewandelt, auch wenn diese winzig klein ist.

Somit ist gut belegt, dass jede Materie in ihrem tiefsten Inneren aus purer Energie besteht. Unsere menschlichen Körper bestehen auch aus Materie und somit ebenfalls aus Energie.

Geist steuert Materie

Die Vorstellung, dass alles in seinem tiefsten Inneren aus Energie bestehen soll, ist schon befremdlich, oder? Schauen wir uns doch einmal an, wie sich Materie auf der Ebene der kleinsten Teilchen, der Elementarteilchen, verhält. Hierzu gibt es seit über 100 Jahren eines der wichtigsten Experimente der Physik, den Doppelspaltversuch.

Stell Dir vor, Du bist auf einem Schießstand. Hier hast Du ein Gewehr in einer festen Vorrichtung so eingespannt, dass es genau auf die Mitte einer Zielscheibe ausgerichtet ist, die sich in einiger Entfernung an der Wand befindet. Wenn Du nun einen Schuss abfeuerst, wird die Zielscheibe genau in der Mitte getroffen. Feuerst Du den nächsten Schuss ab, wird die Zielscheibe wieder genau in der Mitte getroffen. Das passiert auch bei jedem weiteren Schuss, solange sich an den äußeren Bedingungen nichts ändert.

Wenn Du jetzt anstatt der Gewehrkugeln Photonen, also Lichtteilchen abschießt, und zwar ebenfalls eins nach dem anderen, passiert etwas Merkwürdiges. Die Photonen treffen irgendwo auf der Wand auf, wo sie gerade wollen. Die Materie verhält sich auf der Ebene der Elementarteilchen offenbar ganz anders, als wir es von unserer Alltagslogik her erwarten würden.

Jetzt möchtest Du genau wissen, was da passiert, und filmst die Flugbahn der Gewehrkugel und die des Photons mit der Kamera. In Zeitlupe ist die Flugbahn der Gewehrkugel genau zu verfolgen. Hieraus ist ersichtlich, zu welchem Zeitpunkt sie an welchem Ort mit welcher Geschwindigkeit unterwegs ist.

Ganz anders verhält es sich bei dem Photon. Nachdem es abgeschossen wurde, verschwindet es einfach in einer Überlagerung aller Möglichkeiten, bis es irgendwo auf der Wand auftrifft.

Je genauer man den Ort bestimmen möchte, an dem es sich gerade befindet, desto ungenauer kann man den Impuls, also die Bewegung bestimmen, mit der es gerade unterwegs ist. Das nennt man auch die „Heisenbergsche Unschärferelation“. Nur durch eine Messung bricht diese Überlagerung aller Möglichkeiten zugunsten einer einzigen Möglichkeit zusammen.

Jetzt versuchst Du, die Flugbahn der Photonen zu kanalisieren. Hierzu montierst Du ein Blech, das mit zwei senkrechten Spalten versehen ist, etwa in der Mitte zwischen der Abschussvorrichtung und der Auftreffwand.

Wird jetzt wieder ein Photon nach dem anderen abgeschossen, so zeigt sich auf der Wand ein Verteilungsmuster, aus dem hervorgeht, dass jedes einzelne dieser Photonen gleichzeitig durch beide Spalte gegangen ist. Dieses Verteilungsmuster sieht so aus wie das, das eine Wasserwelle erzeugt hätte, wenn sie durch die beiden Spalte geflossen wäre. Die einzelnen Photonen sind offensichtlich gleichzeitig durch beide Spalte gegangen und haben dahinter das Wellenmuster erzeugt.

Nun möchtest Du es aber genau wissen, bringst Messgeräte an den beiden Spalten an und startest den Versuch erneut. Jetzt ist das Wellenmuster verschwunden und es zeigen sich stattdessen zwei einzelne Streifen an der Wand. Schaltest Du die Messgeräte aus, zeigt sich wieder das Wellenmuster.

Muster von Elementarteilchen, die wohl treffender als Elementarenergien zu bezeichnen wären, bauen in nahezu unendlicher Anzahl jede Materie auf.

Wie der Doppelspaltversuch zeigt, führt allein eine Messung dazu, dass der Zustand der Überlagerung aller Möglichkeiten zugunsten einer einzigen Möglichkeit, nämlich der gemessenen, zusammenbricht. Das Wellenmuster verschwindet zugunsten der eindeutigen Aussage, welches Photon durch welchen Spalt gegangen ist. Das Messgerät selbst kann der Auslöser nicht sein. Es besteht ja aus toter Materie. Somit wird die Veränderung nicht durch die Messung selbst hervorgerufen, sondern vielmehr durch die Interpretation des Messergebnisses durch einen menschlichen Geist. Eine Maschine kann das nicht. Somit zeigt es sich, dass der menschliche Geist die Materie in ihrem Urgrund steuert.

Wenn aber schon der Geist durch emotionslose Interpretation von Fakten einen solchen Einfluss auf die Materie hat, wie sehr wird die Materie dann durch die Gefühle beeinflusst, die viel mächtiger sind als der Geist?

Gefühle führen in Verbindung mit dem Verstand zu Veränderungen der Materie des menschlichen Körpers. Sie können sowohl Selbstheilungsprozesse aktivieren als auch Krankheiten entstehen lassen. Insbesondere das Gefühl der Angst führt vielfach zu ernsten Erkrankungen, zumindest, wenn man ihr über lange Zeit ständig ausgesetzt ist.

Wie ist es denn möglich, dass allein die Interpretation eines Messergebnisses durch den menschlichen Geist zu Veränderungen des Verhaltens der Photonen im Doppelspaltversuch führt? Hier besteht doch gar keine Verbindung, oder doch?

Spukhafte Fernwirkung

Werfen wir einfach einen Blick auf das Phänomen der Quantenverschränkung, die Albert Einstein als „spukhafte Fernwirkung“ bezeichnete.

Hierzu schießen wir wieder einzelne Photonen ab, diesmal jedoch auf einen Kristall, in dem das Photon in zwei Teile gespalten wird, die sich rechtwinklig zur Richtung der Einstrahlung voneinander entfernen. Der eine dieser beiden Teile fliegt mit Lichtgeschwindigkeit nach rechts und der andere nach links. Diese beiden Photonen entfernen sich also mit doppelter Lichtgeschwindigkeit voneinander.

Misst man bei einem dieser Photonen eine bestimmte Eigenschaft, so weist das andere genau die gleiche Eigenschaft auf. Wechselt eines dieser verschränkten Photonen eine seiner Eigenschaften, so weist das andere zugleich ebenfalls die gewechselte Eigenschaft aus. Die beiden Photonen weisen immer die gleichen Eigenschaften auf. Es ist ganz so, als seien sie auf geheimnisvolle Weise miteinander verbunden.

Dieses Phänomen kann sich bis heute niemand erklären. Allerdings kann man es nachweisen und auch technisch nutzbar machen. Hierfür wurden im Jahre 2022 Nobelpreise an drei Forscher vergeben.

Alle Quanten, die aus einem System kommen, sind auf diese Weise miteinander verschränkt. Würde man einen Apfelbaum als Quantensystem betrachten und zwei Äpfel pflücken, so wären diese beiden Äpfel als Quanten miteinander verschränkt, auch wenn sie Lichtjahre voneinander entfernt wären. Würde jemand ein Stück von einem dieser Äpfel abbeißen, so fehlte dem anderen zur gleichen Zeit genau das gleiche Stück.

Offensichtlich ist es so, dass alles, was wir sehen und anfassen können, und wir selbst auch, aus einem einzigen Quantensystem stammt. Somit ist energetisch immer alles mit allem verbunden, was auch die Verbindung des Geistes mit den Photonen bei der Interpretation des Messergebnisses im Doppelspaltversuch erklärt.

In logischer Konsequenz muss demnach jede Form von Materie in ihrem Urgrund aus Schwingungen bestehen, die auch über weite Entfernungen miteinander wechselwirken.

Es gibt keine Materie an sich

Der berühmte deutsche Physiker Max Planck gilt als Begründer der Quantenphysik. Er entdeckte mit dem nach ihm benannten Planck´schen Wirkungsquantum eine der bedeutendsten Naturkonstanten der Physik. Hiermit begründete er den Welle-Teilchen-Dualismus, wonach die kleinsten Bausteine der Materie zugleich die Eigenschaften einer Welle und eines Teilchens haben können. Im Grunde bringt er damit zum Ausdruck, dass jede Form der Materie in ihrem tiefsten Inneren aus Schwingungen besteht. In einem Vortrag, den er 1944 in Florenz hielt, legte er seine Erkenntnisse, die er im Laufe seines Berufslebens als Physiker gesammelt hatte, so dar:

> *„Meine Herren, als Physiker, der sein ganzes Leben der nüchternen Wissenschaft, der Erforschung der Materie widmete, bin ich sicher von dem Verdacht frei, für einen Schwarmgeist gehalten zu werden. Und so sage ich nach meinen Erforschungen des Atoms dieses:*
>
> *Es gibt keine Materie an sich. Alle Materie entsteht und besteht nur durch eine Kraft, welche die Atomteilchen in Schwingung bringt und sie zum winzigsten Sonnensystem des Alls zusammenhält.*
>
> *Da es im ganzen Weltall aber weder eine intelligente Kraft noch eine ewige Kraft gibt – es ist der Menschheit nicht gelungen, das heißersehnte perpetuum mobile zu erfinden – so müssen wir hinter dieser Kraft einen bewussten intelligenten Geist annehmen.*

Dieser Geist ist der Urgrund aller Materie. Nicht die sichtbare, aber vergängliche Materie ist das Reale, Wahre, Wirkliche – denn die Materie bestünde ohne den Geist überhaupt nicht – sondern der unsichtbare, unsterbliche Geist ist das Wahre!

Da es aber Geist an sich ebenfalls nicht geben kann, sondern jeder Geist einem Wesen zugehört, müssen wir zwingend Geistwesen annehmen. Da aber auch Geistwesen nicht aus sich selber sein können, sondern geschaffen werden müssen, so scheue ich mich nicht, diesen geheimnisvollen Schöpfer ebenso zu benennen, wie ihn alle Kulturvölker der Erde früherer Jahrtausende genannt haben: Gott!

Damit kommt der Physiker, der sich mit der Materie zu befassen hat, vom Reiche des Stoffes in das Reich des Geistes. Und damit ist unsere Aufgabe zu Ende, und wir müssen unser Forschen weitergeben in die Hände der Philosophie.“

(Quelle: Archiv zur Geschichte der Max-Planck-Gesellschaft, Abt. Va, Rep. 11 Planck, Nr. 1797)

Mit diesen klaren Worten zeigt Max Planck die Grenzen der Physik auf und legt zugleich dar, dass der Urgrund der Materie spiritueller Natur ist. Damit kommt nicht nur die Physik an ihre Grenzen, sondern auch jede andere etablierte Wissenschaft. Schließlich stützt sich jede dieser Wissenschaften auf Erkenntnisgewinn durch reproduzierbar gemachte Erfahrungen und deren Weiterentwicklung nach den Gesetzen der Logik.

Weitere Erkenntnisse zum spirituellen Urgrund der Materie und somit auch des Menschen können demnach nur mittels einer spirituellen Herangehensweise gewonnen werden. Um die hiermit gemachten Erfahrungen als gesichert betrachten zu können, dürfen diese nicht nur auf subjektiven Wahrnehmungen beruhen. Sie müssen stattdessen auf reproduzierbar gemachten Erkenntnissen basieren. Im Folgenden werden hier belastbare Fakten zusammengetragen und eine systematisch reproduzierbare Vorgehensweise vorgestellt, mit der die Evidenz der gewonnenen Erkenntnisse nachgewiesen wird.

Demnach ist die eingangs gestellte Frage, ob die Spiritualität über die Begrenzungen der Naturwissenschaften hinaus zu neuen Erkenntnissen führt, eindeutig mit ja zu beantworten.

Die Spiritualität stellt keinen Gegensatz zu den Wissenschaften dar, sondern vielmehr eine Erweiterung des Spektrums der Wissenschaften auf spiritueller Basis.

Die alles verbindende Dimension der Liebe

Globales Bewusstsein

Alles ist mit allem energetisch verbunden. Diese Tatsache ist vielfach nachgewiesen, zum Beispiel durch das Global Consciousness Projekt, das 1998 von Dr. Roger Nelson an der Princeton University ins Leben gerufen wurde. An diesem Projekt sind bis heute weltweit über 100 Forscher und Ingenieure beteiligt. Ziel ist es, herauszufinden, ob sich Emotionen auf ein globales Bewusstsein auswirken.

Hierzu sind bei wissenschaftlichen Instituten weltweit Zufallsgeneratoren installiert worden, deren Daten im Sekundentakt in Princeton zusammenfließen. Jede Abweichung vom statistischen Mittelwert wird optisch und akustisch angezeigt. Im Ergebnis zeigt sich seit mittlerweile 25 Jahren, dass die Zufallsgeneratoren zuverlässig auf die Emotionen großer Menschenmassen reagieren, bei Naturkatastrophen und Terroranschlägen, aber auch, wenn die Menschen zu Silvester im Stundentakt das neue Jahr begrüßen.

Somit ist hierdurch gut belegt, dass Gefühle sich in einer alles verbindenden Dimension übertragen und die Zufallsgeneratoren aus fester Materie beeinflussen.

Nahtod – außerkörperliche Wahrnehmung

Bei Nahtod-Erlebnissen treten vielfach außerkörperliche Wahrnehmungen auf, die im Anschluss minutiös geschildert werden können. Eine solche Erfahrung machte auch Pam Reynolds. Bei ihr war ein Aneurysma, eine Aussackung eines Blutgefäßes an der Hirnbasis, festgestellt worden. Dieses Blutgefäß konnte jederzeit platzen, was eine Katastrophe im Gehirn verursachen würde. Somit war eine sehr riskante Operation erforderlich, bei der die Körpertemperatur auf 15,5 Grad Celsius abgesenkt werden musste. In diesem Zustand sind keinerlei Hirnströme mehr messbar. Dr. Robert F. Spetzler nahm als Neurochirurg am Barrow Neurological Institute in Phoenix, Arizona, die schwierige Operation vor. Die OP wurde genau protokolliert. Der Kardiologe und Nahtodforscher Dr. Michael Sabom hat die Erfahrungen, die Pam Reynolds während ihrer Operation gemacht hat, analysiert und dokumentiert. So ist die Richtigkeit ihrer Schilderungen zweifelsfrei bestätigt, zumindest in Bezug auf ihre Wahrnehmung im Operationssaal.

Pam Reynolds sagte, sie habe ein durchdringendes und unangenehmes Geräusch gehört. Dann sei sie aus ihrem Kopf herausgesprungen und habe ihren Körper von oben gesehen. Aber das kümmerte sie nicht. Ihr Aussichtspunkt war auf der Schulter des Arztes, der sie gerade operierte. Das Geräusch kam von der Knochensäge, die sie sich wie eine Säge vorgestellt hatte. Nun war sie verwundert, dass die Säge aussah wie eine elektrische Zahnbürste. Sie sah auch den Kasten, in dem die Werkzeuge der Säge aufbewahrt wurden. Sie hörte, wie die Ärzte miteinander sprachen. Die ersten Stimmen kamen weiter unten vom Tisch, was sie verwunderte. Schließlich wurde sie ja am Gehirn operiert. „Ihre Venen sind zu eng."

„Nehmen Sie die andere Seite dazu." Später erfuhr sie, dass Zugänge in ihren Leisten gelegt wurden, um das Blut abzulassen. Sämtliche Beobachtungen wurden durch das OP-Protokoll bestätigt.

Weiter schildert sie (sinngemäß): „Ich fühlte eine Präsenz. Da war ein Licht, auf das ich zuging. Da waren Leute, die ich kannte, und ganz viele, die ich nicht kannte, aber irgendwie fühlte ich mich ihnen verbunden. Ich ging sofort zu meiner Großmutter und blieb die ganze Zeit bei ihr. Sie sah phantastisch aus, nicht so alt, wie ich sie in Erinnerung hatte.

Alle sahen phantastisch aus, so als würden sie aus Licht bestehen. Als ich weiter in das Licht wollte, hielten sie mich zurück. Mein Onkel, der schon früh verstorben war, brachte mich zurück zu meinem Körper. Zuerst wollte ich nicht. Je länger ich in dem Licht war, desto besser gefiel es mir. ‚Schätzchen, du musst zurück.' ‚Nein.' ‚Was ist mit deinen Kindern?' ‚Denen wird es gut gehen.' ‚Du musst zurück.' Mein Körper sah aus, wie er war – tot. Ich wollte da nicht hinein. Ich wusste, es würde wehtun. Schließlich schubste er mich und ich dachte: ‚Mach es jetzt.' Es war wie ein Sprung in Eiswasser. Anfangs fiel es mir schwer, aber heute kann ich meinem Onkel verzeihen."

Solche Todesnähe-Erlebnisse sind weltweit erforscht. Dr. Elisabeth Kübler-Ross, Dr. Raymond Moody, Dr. Pim van Lommel oder auch Bernard Jacobi, um nur einige zu nennen, haben hierzu jahrzehntelange Forschungen betrieben. Die Ergebnisse sind gut dokumentiert und in vielen Büchern publiziert. Die Schilderungen ähneln einander alle, und das völlig unabhängig von Alter, Kulturkreis, Herkunft oder sozialer Stellung.

Die Menschen, die so etwas erlebt haben, schildern zumeist, dass sie mit erweiterter Wahrnehmung über ihrem

Körper schwebten und dann auf ein liebendes Licht zugingen, das sie magisch anzog. Sie empfanden sich als vollständig gesund. Menschen mit Amputationen sahen sich in dieser Situation als unversehrt. Blinde verfügten in dieser Situation über ihre volle Sehfähigkeit und konnten alles genau beschreiben, was sie während ihres Todesnähe-Erlebnisses gesehen hatten, zum Beispiel, welche Farbe die Krawatte des Arztes hatte, der herbeigeeilt war. Die körperlichen Einschränkungen sind allerdings noch vorhanden, wenn das Todesnähe-Erlebnis vorbei ist.
Menschen, die eine solche Erfahrung gemacht haben, gehen danach zumeist anders durchs Leben. Stand vorher das Streben nach Geld, Macht und Einfluss im Vordergrund, so gehen diese Menschen danach bewusster mit ihrem Leben um. Sie sind dann in der Regel sehr sozial eingestellt. Das Geben, aber auch das Fühlen und das Annehmen von Liebe haben für sie nun einen besonderen Stellenwert.

Vielfach ist es so, dass eine tiefe Sehnsucht nach der Dimension der Liebe entsteht, die man im Todesnähe-Erlebnis erfahren hat. Ist diese unbewusste Sehnsucht nach dem Tod vorhanden, so stellt die Nahtod-Erfahrung eine immense unbewusste Belastung für das Leben dar. Nach unserer Erfahrung sind dann Seelenanteile in der Dimension der Liebe zurückgeblieben. Diese sind nun vom physischen Leben abgeschnitten und stehen für die aktive Lebensführung nicht mehr zur Verfügung. In diesem Fall fühlen sich die Menschen entwurzelt und nicht mehr in ihrem irdischen Dasein verankert.

Die Seelenanteile können jedoch wieder ins Leben zurückgeholt werden. Nach unseren Erkenntnissen kann eine Seele niemals getrennt sein. Sie kann sich aber sehr wohl getrennt fühlen. Der unbewusste Wunsch, diese Trennung zu überwinden, ist zumeist auslösend für eine latente Sehnsucht nach dem Tod.

Intuitive Wahrnehmung und Kommunikation

Jeder Mensch kann die alles verbindende Liebe für sich erfahren, jeder auf seine ganz individuelle Weise. Es geht immer nur darum, sich dieser Liebe, die immer in uns ist, zu öffnen. In Ausnahmesituationen wird diese Verbindung besonders deutlich erfahren, immer, wenn man achtsam ist und seiner Intuition vertraut.

Hierzu möchte ich, Brigitte Papenfuß, dir von einigen sehr persönlichen Erfahrungen erzählen, die ich in privaten Ausnahmesituationen mit der Intuition gemacht habe. Zuerst musste ich einige Male darüber nachdenken, ob diese persönlichen und privaten Dinge in dieses Buch gehören. Doch dann wurde mir klar, dass es mir wichtig ist, hierüber zu berichten:

Den ersten objektiv nachprüfbaren Beweis dafür, dass alles durch psychische Energie miteinander verbunden ist, erhielt ich, lange bevor ich die erste Tieftrance-Hypnose erleben durfte. Gemeinsam mit Ralf habe ich damals an einem mehrtägigen Seminar in Bayern teilgenommen. Mein Bruder musste sich zu dieser Zeit einer Herzoperation unterziehen, die im Herzzentrum Duisburg kurzfristig angesetzt worden war. Die Operation sollte um 09:00 Uhr morgens beginnen. Das hatte mein Bruder mir während eines Telefonats am Vortag der OP gesagt.

Natürlich war ich während dieser Zeit in Gedanken bei ihm. Am nächsten Tag schreckte ich um 07:10 Uhr im Hotelzimmer auf. Das Atmen fiel mir schwer und ich empfand einen Stoß in meinem Brustbein, fast so, als hätte man mir ein Messer dort hineingerammt.

Intuitiv wusste ich, dass die OP begonnen hatte. Aber zwei Stunden früher?

Wir fuhren zum Seminar, an dem ich an diesem Tag jedoch nicht teilnahm. Stattdessen saß ich in einem separaten Raum und war in Gedanken bei meinem Bruder. Als ich das Gefühl hatte, wieder leichter atmen zu können, wusste ich, dass die Operation vorbei war. Tatsächlich bekam ich 20 Minuten später den Anruf einer Krankenschwester, die mir mitteilte, dass die OP gut verlaufen sei.

Ich war sehr erleichtert, blieb aber trotzdem in dem Raum und ging meinen Gedanken nach, die bei meinem Bruder waren. Plötzlich wurde ich fast aus dem Sessel katapultiert, dann noch ein zweites und ein drittes Mal. Ich war mir sicher, dass mein Bruder reanimiert wurde.

Die Wahrnehmungen, die ich an diesem Morgen gefühlt habe, waren so deutlich, dass ich mir jedes Mal die Uhrzeit notiert hatte. Einige Tage später besuchte ich meinen Bruder im Krankenhaus und zeigte ihm meine Notizen. Als ich ihn fragte, ob er reanimiert worden sei, wusste er es nicht.

Er bat mich um meine Notizen, da er hierüber mit seinem Anästhesisten sprechen wollte. Dieser bestätigte, dass die Zeiten, die ich mir während seiner OP notiert hatte, exakt mit denen des OP-Berichts übereinstimmten. Als mein Bruder ihn auf die Impulse ansprach, die ich erhalten hatte, nachdem ich bereits darüber informiert worden war, dass die OP gut verlaufen sei, zögerte er zunächst. Dann bestätigte er ihm auch diese Zeiten und die Tatsache, dass er reanimiert worden war.

Einige Jahre später musste sich mein Mann einer Bypass-OP unterziehen. Während er operiert wurde, war ich zu Hause. Ich hatte für ihn eine Kerze angezündet und war in Gedanken bei ihm. Um mich abzulenken, habe ich damit begonnen, die Wohnung zu putzen. Urplötzlich wurde ich unruhig und sehr besorgt. Ich setzte mich hin und schaute gebannt auf die Kerze. Die Flamme hatte während der ganzen Zeit ruhig gebrannt, doch jetzt flackerte sie ohne erkennbaren Grund. Als ihre Flamme zu erlöschen drohte, war ich energetisch tief mit meinem Mann verbunden. Ich rief ihn: „Hasi, Haaasi, wenn du gehen möchtest, dann lasse ich dich in Liebe und Dankbarkeit los. Aber Finkenberg ist auch schön!"

Einige Sekunden später flammte die Kerzenflamme, die nur noch ein paar Millimeter groß war, wieder auf und brannte vollkommen ruhig weiter.

Gehalten in dieser Verbindung, schaute ich etwa eine Stunde lang auf die Kerzenflamme, wobei ich innerlich immer ruhiger wurde. Dann kam der erlösende Anruf aus dem Krankenhaus: „Ihrem Mann geht es gut und Sie können ihn morgen besuchen." Beim Gespräch mit dem Arzt, der ihn operiert hatte, erfuhren wir dann, dass die Lunge kollabierte, nachdem die Operation bereits beendet war. Somit musste er sofort erneut operiert werden.

Meinem Mann ging es zu diesem Zeitpunkt bereits wieder sehr gut, obwohl die OP erst einen Tag zuvor durchgeführt worden war. Sichtlich bewegt strahlte er mich an: „Ich hatte einen komischen Traum: Ich schlenderte so vor mich hin. Es war wunderschön. Ich habe Farben gesehen, die gibt es gar nicht. Dann hat mich jemand gerufen – und da bin ich hingegangen."

Koma – vollkommene Bewusstlosigkeit?

Ziemlich genau 17 Jahre bevor ich diese Zeilen schreibe, hatte ich einen kleinen Hund. Bessy war ab und zu für eine Woche oder zwei bei meinen Eltern, was sie sichtlich genossen hat. Als sie wieder einmal dort war, erhielt ich schon nach zwei Tagen einen Anruf von meinem Vater: „Ihr müsst die Bessy abholen. Ich habe das Gefühl, die geht hier ein. Das arme Tier leidet.“ Nachdem wir Bessy abgeholt hatten, verhielt sich der Hund völlig normal.

Einige Tage später, an einem Sonntag, fuhr ich mit meinem Mann wieder zu meinen Eltern, die 100 Kilometer weit weg wohnten. Obwohl wir erst drei Tage zuvor dort gewesen waren, um Bessy abzuholen, zog uns irgendetwas dort hin. Zu unserer Überraschung traf kurze Zeit später unsere Tochter Anne ein, die in Bremen wohnte. Etwas später kam mein Bruder hinzu, dicht gefolgt von meinem Onkel. Als dann noch meine Tochter Tina, die in Koblenz studierte, dazukam, war die allgemeine Verwunderung perfekt. Dieser Besuch war ungeplant und ohne jede Absprache untereinander zustande gekommen.

Am späten Nachmittag erklärte mein Vater beiläufig, er müsse am nächsten Tag ins Krankenhaus, um einige Untersuchungen durchführen zu lassen. Alles Routine, nichts Ernstes.

Im Krankenhaus wollte mein Vater einmal mit mir allein sprechen. Dieses Gespräch war sehr intensiv. Wir haben uns über alles ausgetauscht, was teilweise jahrzehntelang unausgesprochen in uns geschwelt hatte. Es ging um Kleinigkeiten aus Kindertagen, die zu Missverständnissen geführt hatten.

Aber genau diese hatten uns beide latent belastet. Wie groß diese Belastungen für uns beide gewesen waren, wurde uns erst klar, nachdem wir die Missverständnisse ausgeräumt hatten. Wir wünschten uns beide, wir hätten dieses Gespräch viel früher geführt.

Schließlich erwähnte mein Vater beiläufig, dass ihm am nächsten Tag ein Port eingesetzt werden sollte. „Wozu brauchst du einen Port?" Ich war erschrocken. Ruhig antwortete er: „Ich habe seit Jahren metastasierenden Lymphdrüsenkrebs, es aber niemandem gesagt, um euch nicht zu belasten. Außerdem wollte ich nicht bemitleidet werden.

Wenn du in dieser Situation wärest, wofür würdest du dich entscheiden, für den Fluch oder für den Segen?" Ich blickte ihm tief in die Augen: „Was ist der Fluch und was ist der Segen?" „Der Fluch ist für mich die Chemotherapie, der Segen der Tod. Was soll ich tun?"

„Das ist ganz allein deine Entscheidung. Diese kann und werde ich dir nicht abnehmen. Und ich möchte dich keinesfalls beeinflussen. Wofür auch immer du dich entscheidest, ich werde es respektieren." „Gut, dann schreibt jeder auf, wofür er sich entscheiden würde, und wir vergleichen anschließend die Zettel. Einverstanden?" Ich nickte. Wir schrieben unsere Entscheidungen auf zwei Notizzettel. Als wir die Zettel verglichen, stand auf beiden „Segen". Mein Vater erklärte mir, dass er auf keinen Fall lebensverlängernde Maßnahmen vornehmen lassen wolle. Zugleich fragte er mich, ob ich bereit sei, im Falle eines Falles die für ihn richtigen Entscheidungen in seinem Sinne zu treffen. Ich habe es ihm versprochen.

Zwei Tage später rief meine Mutter mich gegen 22:00 Uhr an. Der Gesundheitszustand meines Vaters hatte sich rapide verschlechtert. Er war notoperiert worden und lag auf der Intensivstation. Ich fuhr sofort zum Krankenhaus.

Mein Vater lag regungslos im Koma. Er war an Überwachungsgeräte angeschlossen, deren Signale regelmäßig ausschlugen. Er wurde künstlich beatmet und erhielt eine Bluttransfusion. Das war genau die Situation, die mein Vater unbedingt vermeiden wollte.

Als ich bemerkte, dass Blut durch die Matratze auf meine Schuhe tropfte, verließ ich den Raum und bat eine Krankenschwester darum, das Blut unauffällig wegzuwischen, damit meine Mutter, die auf der linken Seite des Bettes saß, das nicht bemerkte. Die Krankenschwester und auch die anwesenden Krankenpfleger waren äußerst hilfsbereit und mitfühlend. Sie baten uns, das Zimmer für einen Moment zu verlassen, und führten die Reinigungsaktion durch. Das Bett wurde leicht schräg eingestellt, sodass das Blut, unbemerkt von meiner Mutter, auf der Seite abtropfte, auf der ich saß.

Dann bat mich die Krankenschwester zum Telefon und hielt mir den Hörer hin. Der diensthabende Arzt erklärte mir telefonisch, dass mein Vater noch weitere Bluttransfusionen bräuchte. Als ich mein Einverständnis hierzu verweigerte, wurde er grob: „Ihr Vater braucht die Blutkonserven. Sie sind unverantwortlich! Nur weil Sie das nicht aushalten können, lassen Sie Ihren Vater sterben. Wollen Sie diese Schuld auf sich nehmen?“ In diesem Stil fuhr er fort und steigerte sich immer mehr in Rage, solange, bis ich ihm entschieden sagte: „Stopp! Als Arzt kennen Sie den Zustand meines Vaters besser als ich. Er hat keine Chance! Das Blut, das über die Infusion in ihn hineinläuft, kommt durch die Matratze wieder heraus. Nutzen Sie das Blut für Menschen, die damit gerettet werden können. Und was diese Entscheidung mit mir macht, wollen Sie bitte mir überlassen. Ich habe meinem Vater versprochen, in seinem Sinne zu entscheiden. Und meine Entscheidung steht!" Der Arzt knallte den Hörer auf die Gabel. Die Krankenschwester und der Pfleger, die das Telefonat mitbekommen hatten, waren sichtlich erleichtert.

Als ich wieder an das Bett meines Vaters kam, war die Bluttransfusion fast durchgelaufen. Kurz danach flüsterte mir die Krankenschwester zu: „Es geht zu Ende." Die Ausschläge der Messgeräte flachten immer mehr ab. Dann sprach ich meinen Vater leise an: „Papa, du wolltest immer, dass wir für dich beten. Das machen wir jetzt." Meine Mutter nahm eine Hand meines Vaters und ich die andere. Dann nahmen meine Mutter und ich uns an den Händen und bildeten so einen Kreis.

Wie in Trance begann ich zu sprechen. Es war kein Gebet, doch es hatte etwas Heiliges. Ich bat, auch im Namen meines Bruders und meiner Mutter für alles um Vergebung, was wir meinem Vater in seinem Leben bewusst oder unbewusst angetan hatten, und vergaben ihm gleichzeitig alles, was er uns bewusst oder unbewusst angetan hatte. Die Geräte schlugen mit einem Mal wieder sichtbar aus.

Dann bedankte ich mich dafür, dass er unser Kindergeheimnis bis zu diesem Moment bewahrt hat. Dann schlugen die Geräte erneut heftig aus. Er hatte mir als kleines Kind eine Glasmurmel geschenkt. In dem Moment hatte mein Bruder nichts bekommen. Deshalb hatte ich meinen Vater gebeten: „Das dürfen wir dem Alfred aber nie sagen, sonst ist er traurig."

Dann haben wir ihn alle, stellvertretend für unsere ganze Familie, in Liebe und Dankbarkeit losgelassen. In dem Moment schlugen die Geräte erneut heftig aus.

Dann begann ich das Ave Maria zu singen. Den Text kann ich bis heute nicht auswendig. Aber in dieser Situation floss er mir zu und ich sang mit einer Stimme, die ich selbst nicht kannte.

Die Ausschläge der Geräte ebbten ab, bis es schließlich still wurde. Der gesamte Raum war erfüllt von vollkommenem Frieden und Verbundenheit.

Es war der Wunsch meines Vaters, nach seinem Tod aufgebahrt zu werden. Als wir ihn dort besuchten, wirkte er glücklich und friedvoll – er strahlte Zufriedenheit aus. Auch hier war das Gefühl von Frieden und Verbundenheit mit Worten nicht zu beschreiben.

Als ich in tiefer Verbundenheit am Bett meines Vaters saß, war ich mir absolut sicher, dass er jedes Wort verstanden hatte, auch wenn er ohne jede Regung im Koma lag. Das zeigte darüber hinaus auch das jeweilige Ausschlagen der Messgeräte.

Die Tatsache, dass jemand, der im Koma liegt, dennoch alles verstehen kann, was an seinem Bett gesprochen wird, bestätigte sich auch an anderer Stelle mehrfach. Der Buchautor Gerhard Schlepphorst schilderte in einem Interview, das Albrecht Hempel mit ihm auf dem Kanal „*inside*Mind" geführt hat, wie er eine solche Situation erlebte.

Er lag lebensbedrohlich erkrankt im Koma. An seinem Bett unterhielten sich zwei Besucherinnen darüber, ob er seine Krankheit überleben werde. Sie gaben ihm keine Chance. Gerhard Schlepphorst hatte alles gehört. Sein Appell an die Zuschauer des Interviews lautete: „Passt auf, was ihr sagt, wenn ihr bei jemandem seid, der im Koma liegt."

Tieftrance – in der Unendlichkeit des Seins

Du bist ich und ich bin Du

Alles, was wir mit unseren Sinnen wahrnehmen, ist nur ein kleiner Ausschnitt dessen, was die Wirklichkeit des Seins ausmacht. Dass es über das bewusst Wahrnehmbare hinaus eine spirituelle Dimension gibt, die das Leben umfasst und weit über dieses hinausgeht, war uns schon früh klar. Insbesondere in stillen Stunden kam immer wieder der Wunsch in uns auf, mehr über diese spirituelle Dimension zu erfahren.

So nahmen wir über viele Jahre an spirituellen Seminaren teil, erlernten Reiki und weitere Formen der psychischen Energiearbeit. Hierbei hatten wir viele intuitive Eingaben, die allerdings von unterschiedlicher Klarheit waren. Erst als wir von den vorgegebenen Ritualen abwichen und uns allein auf unsere Intuition verließen, wurden unsere spirituellen Wahrnehmungen sehr klar.

In der Energiearbeit war es uns von Anfang an wichtig, niemanden energetisch zu beeinflussen. So baten wir in Gedanken immer um die Energien des Lichts zum höchsten Wohle dessen, der behandelt wurde, und somit zum höchsten Wohle aller. Uns war immer vollkommen klar, dass alles energetisch miteinander verbunden ist. Demnach ist das höchste Wohl des Einzelnen auch immer zugleich das höchste Wohl der Gesamtheit. Wir waren niemals so anmaßend, auch nur auf die Idee zu kommen, selbst beurteilen zu wollen, was das höchste Wohl für einen anderen Menschen ist. Das höchste Wohl kann auch der Tod sein. Wir wissen es nicht und bleiben deshalb immer absolut neutral. Daher haben wir auch nie Energien mit einer gezielten Absicht in eine bestimmte Richtung gelenkt.

Heute wissen wir, dass die Fähigkeit, mit spirituellen Energien zu arbeiten, von Natur aus in jedem Menschen angelegt ist. Jeder kann das – auch Du, liebe Leserin und lieber Leser! Hierzu bedarf es nur der eigenen absoluten Gewissheit, dass alles, so auch wir selbst, aus einer Energie der bedingungslosen Liebe besteht, die alles miteinander verbindet. Diese Liebe ist ewig und allmächtig. Sie wird in den spirituellen Praktiken vieler Kulturkreise als ein liebendes Licht wahrgenommen. Wenn wir tief in uns wissen, dass alles in dieser Liebe eins ist und unsere seelische Individualität in jeder Phase des Seins erhalten bleibt, so können wir in diese energetische Verbindung mit allem, was ist, eintauchen: Du bist ich und ich bin Du! Wenn wir in dieser Gewissheit um die Energien des Lichts zum höchsten Wohle des Behandelten bitten, der auch wir selbst sein können, bleiben wir vollkommen neutral und sind dennoch energetisch tief verbunden. Das haben wir regelmäßig intuitiv erfahren und auch körperlich wahrgenommen.

Ungeachtet dessen fragten wir uns immer wieder, ob es sich bei diesen klaren intuitiven Eingaben um tatsächliche Wahrnehmungen handelte oder ob diese schlicht auf Einbildung beruhten. Um diese Frage zu klären, wünschten wir uns eine Möglichkeit, im direkten verbalen Dialog mit Wesenheiten der geistigen Welt sprechen zu können.

Hierzu hielten wir das Eintauchen in einen tief in uns selbst versunkenen meditativen Zustand für erforderlich. Wir verfügten damals schon über langjährige Meditationserfahrung und wussten daher, dass wir eine Art von geführter Meditation benötigen würden, um in solch tiefe Bewusstseinszustände zu gelangen. Zugleich sollte die Führung hierbei in einer Weise erfolgen, die keinerlei Einfluss auf die Wahrnehmung in diesem erweiterten Bewusstseinszustand nimmt.

Aus unserer Sicht konnte die Hypnose hierzu geeignet sein, obwohl wir zu dieser Zeit nicht so richtig wussten, was Hypnose eigentlich ist. Also haben wir uns entschlossen, Hypnose zu erlernen.

Zunächst mussten wir feststellen, dass „Hypnose" für verschiedene Arten der Trancearbeit steht, die alle unter diesem Oberbegriff zusammengefasst werden. Also erlernten wir mehrere Hypnose-Formen, von der Hypnose nach Milton Erickson bis hin zur klassischen Hypnose. Mit all diesen Formen der therapeutischen Hypnose sollten gewünschte Veränderungen durch die gezielte Einflussnahme auf das Unterbewusstsein herbeigeführt werden, auch wenn die Wege verschieden waren.

Im Gegensatz dazu bestand unser Wunsch anfangs ausschließlich darin, in möglichst tiefe Trancezustände zu gelangen, und zwar ohne jegliche Einflussnahme. Wir erkannten, dass sich mit der klassischen Hypnose tiefere Trancezustände einleiten lassen als solche, die in Meditationen erreicht werden. Dennoch waren diese bei Weitem nicht tief genug, um unserem Wunsch, der direkten Kommunikation mit der geistigen Welt, nahezukommen. Aber wir fühlten, dass wir auf dem richtigen Weg waren.

Als wir unsere Form der Energiearbeit mit der klassischen Hypnose kombinierten, wurden zunehmend tiefere Trancezustände erreicht. Wir führen seit 2003 ein spirituelles und therapeutisches Zentrum, dem wir bei Gründung den Namen „spirit-of-light" – Geist des Lichts – gegeben haben.

Hier haben wir unsere eigene Form der Hypnose entwickelt, die auf der Kombination von neutralen energetischen und hypnotischen Interventionen basiert. Mit dieser Form der Hypnose haben wir fünf Jahre später unsere erste Tieftrance erreicht.

Damit war unser lang gehegter Wunsch, direkt mit einer Wesenheit der geistigen Welt sprechen zu dürfen, in Erfüllung gegangen. Wir sprachen direkt mit Brigittes geistigem Begleiter, der sich, als Ralf nach seinem Namen fragte, als „Melchisedek" vorstellte. Die Antworten sprach er mit einer sonoren männlichen Stimme durch Brigitte, die sich in tiefster Trance befand. Wir erfuhren, dass jeder Mensch einen geistigen Begleiter hat, vielfach auch als „Geistführer" bezeichnet. Dieser greift von sich aus niemals ins Leben ein, kann aber sehr wohl unterstützen, wenn er aktiv darum gebeten wird. Insofern ist der Begriff des Geistführers irreführend, da er ja nicht führt. Wird er nach irgendetwas gefragt, so ist die Antwort zumeist in einer salomonischen Weise so formuliert, dass sie vom Fragesteller selbst zu interpretieren ist. Auf Fragen, die andere Menschen betreffen, erhält man in der Regel keine Antwort.

Dieses Erlebnis war so berührend, dass wir zwei Tage lang nur in uns gekehrt waren und unseren Gedanken nachgingen. Wir wussten nun ganz sicher, dass es eine spirituelle Dimension des Seins gibt, die in Tieftrance erfahren werden kann. Und dass man sogar direkt mit geistigen Wesenheiten sprechen kann. Hierbei zeigen sich deutliche Parallelen zu den außerkörperlichen Wahrnehmungen, von denen Menschen berichten, die ein Todesnähe-Erlebnis hatten. Man kann also solche berührenden Erfahrungen auch machen, ohne hierzu in eine lebensbedrohliche Situation kommen zu müssen.

Von diesem Moment an haben wir bis zum heutigen Tag über 2.000 solcher Tieftrance-Hypnosen durchgeführt. Unsere

Hypnose bezeichnen wir in Anlehnung an den Namen unseres Zentrums als „SOL-Hypnose". Schon bald haben wir erkannt, dass mit dieser Form der Hypnose unbewusste Ursachen für psychische Störungen und körperliche Erkrankungen aufgedeckt werden können. Nachdem solche unbewussten Belastungen aufgelöst sind, können unbewusste Potenziale, über die jeder Mensch verfügt, in das Leben integriert werden. Zudem haben wir tiefe Einblicke in die spirituelle Dimension des Seins erhalten, mit immensen Perspektiven für das Leben. Und zwar sowohl für unser Leben als auch für das Leben der Menschen, die wir hypnotisieren durften.

Tieftrance-Hypnose

Eine Tieftrance ist ein Zustand der erhöhten Aufmerksamkeit bei zugleich eingeschränkter Kritikfähigkeit. Es ist wie ein schwereloses Dahingleiten, ein absichtsloses Sich-treiben-Lassen wie ein Blatt auf dem Wasser. Die Wahrnehmung ist in einem solchen Bewusstseinszustand gegenüber dem Wachbewusstsein deutlich erweitert. Äußerlich ist dieser Zustand gut zu erkennen. Die Augen beginnen hinter den geschlossenen Lidern zu rollen und das Gesicht wird straff, ähnlich einer Wachsfigur. In tiefsten Trancezuständen öffnen sich die Augen. Der Blick ist dann starr, ohne jede Pupillenreaktion oder Lidschlussreflex. Wenn wir dann auffordern: „Schließe bitte deine Augen", schließen sich die Augenlider wieder. Das ist in solchen Situationen unbedingt notwendig, damit die Augen nicht austrocknen.

Behutsam und in neutraler energetischer Verbindung geführt, kann man so zu der Situation seines Lebens oder seines gesamten Seins gelangen, die das heutige Leben am meisten belastet. Oder auch zu der Situation, die ursächlich ist für eine Befindlichkeit, zum Beispiel für eine Erkrankung.

Diese Situation wird dann erneut durchlebt, was oftmals mit starken Emotionen einhergeht.

Die so aufgedeckten unbewussten Belastungen zeigen sich immer als Trauma, als getrennte Seelenanteile oder als Besetzung durch eine Fremdenergie. Oft treten diese drei Arten von unbewussten Belastungen auch zusammen auf.

Anschließend erfolgt die Aufarbeitung in Trance durch Fragen des Hypnosetherapeuten und Verankerung der Antworten im Unterbewusstsein. Auf diese Weise ist jede Beeinflussung durch uns selbst ausgeschlossen.

So geführt, gewinnt der Hypnotisierte seine eigenen Erkenntnisse, löst Blockaden auf und integriert unbewusste Ressourcen in sein Leben.

Es ist! Es ist einfach!

Wenn jemand schon mehrfach in tiefen Trancen war oder während seiner Hypnose den eigenen Tod in einem früheren Leben durchlebt hat, können solch tiefe Trancezustände auftreten, dass er alles als Licht wahrnimmt. Diese tiefsten Trancezustände treten selten auf, aber dennoch systematisch. Eine Trance wird in der Regel von Hypnose zu Hypnose tiefer. Durch eine solche Konditionierung kann man in diese tiefsten Trancezustände gleiten.

Jeder, der in einen solchen Zustand gelangt, wird euphorisch. Er empfindet sich als körperloser, individueller Teil eines bedingungslos liebenden Lichts. Das Gefühl, vollkommen geliebt und angenommen zu sein, verschmolzen in einem Licht, aus dem alles besteht, und man selbst auch, ist ein absichtsloses Schwelgen im höchsten Glück. In diesem Zustand hat man teil an allem Wissen der Welt und des Seins. Man ist individueller Teil von allem, was existent ist, verbunden mit jeder anderen Seele. In einem solchen Bewusstseinszustand können keine Probleme bearbeitet werden. Es gibt hier schlicht keine. Alle Hypnotisierten empfinden in diesem Zustand nur eines – absichtsloses Glück in tiefer Geborgenheit.

Man kann aber durchaus Fragen stellen, die in allen Fällen in immer gleicher Weise beantwortet werden: „Bist du im Licht?" „Wie kann man nur so blöd fragen?" Jede einzelne Frage löst in dieser erweiterten Wahrnehmung sichtbares Erstaunen und völliges Unverständnis aus. „Ich bin das Licht!" Wenn dann gefragt wird „Bist nur du das Licht?", kommt die Antwort noch verständnisloser und meist emotional: „Alles ist Licht! Das siehst du doch." Im Erleben, dass alles eins ist, kann es einfach nicht sein, dass der Hypnosetherapeut, der vor einem sitzt, eine andere Wahrnehmung hat als man selbst.

In solch tiefen Trancen wird die Aussage von Max Planck „es gibt keine Materie an sich" immer wieder bestätigt. Alles besteht im tiefsten Inneren aus Energie, aus einer Potenzialität von Schwingungen. Und bei lebender Materie, Menschen und Tieren, ist es die Lebensenergie.

Stellen wir die nächste Frage: „Gibt es Zeit?" Die Antwort kommt hier stets unter prustendem Lachen: „Nein!" Die gleiche Antwort erhält man auch auf die Frage, ob es Raum gebe. Im Bewusstseinszustand einer tiefsten Trance befindet man sich systematisch in einer Dimension außerhalb von Raum und Zeit, in der alles eins ist.

„Bist du verbunden mit der Quelle?" „Hä?" Maßloses Erstaunen. „Es gibt keine Quelle!" „Wenn es keine Quelle gibt, wo kommst du denn her?"„Häää?" Absolute Fassungslosigkeit.

„Es ist! Es ist einfach!“ Wir leben in einer Dimension ohne Anfang und ohne Ende. Wir sind! Wir waren immer. Wir werden immer sein.

In allen Trancen von dieser immensen Tiefe bestätigte sich immer wieder, dass der Urgrund von allem aus einem bedingungslos liebenden Licht besteht, das als warm und goldgelb strahlend wahrgenommen wird. In diesem Licht der Liebe ist alles eins und dennoch individuell. Das Licht ist ewig und allmächtig. In dieser Dimension des Lichts ist immer hier und immer jetzt. Zeit und Raum sind in dieser Dimension der Liebe nicht existent. Dieses Licht, das alles aufbaut, erfährt sich selbst durch alles, was ist. Durch jeden Menschen, jedes Tier, jede Pflanze und jeden Stein. Alles wird in jedem Augenblick zu einer Erfahrung des Lichts. Jedes Gefühl, jeder Gedanke, jede Wahrnehmung und jede Handlung geht unmittelbar in das Licht der Liebe ein. Dort bleibt es auf ewig erhalten und kann in allen Kulturen auf verschiedene Weise als Information abgerufen werden.

Das geschieht im stillen Gebet, in der Meditation oder auf andere Weise. Mit der Tieftrance-Hypnose steht uns der direkte, verbale Zugang zu dieser Dimension des Seins offen, sodass wir hier von systematisch gemachten und wiederholbaren Erfahrungen berichten dürfen.

Doch wie kann es sein, dass alles eins ist und dennoch individuell? Das ist doch unlogisch! Stimmt, aber wer sagt denn, dass wir alles verstehen müssen, was wir als erlebte Realität erfahren? Wenn wir im Mittelalter gesagt hätten, dass wir heute mit Autos, Zügen und Flugzeugen reisen, wäre der Kommentar unserer Mitmenschen hierzu gewesen: „Ok – wir gehen schon mal Holz sammeln.“

Der Sinn des Lebens

Aktive Schöpfung

Wenn alles aus einem bedingungslos liebenden Licht besteht, dann bestehen wir auch alle daraus. Und wenn diese Liebe allmächtig ist, also alles machen kann, was sie will, welchen Sinn hat dann mein Leben? Vielleicht hast Du Dir diese Frage ja auch schon einmal gestellt. Hier die Antwort: Den Sinn Deines Lebens legst nur Du allein fest, und wenn Du möchtest, jeden Tag aufs Neue.

Machen wir einfach einmal ein Gedankenexperiment: Stell Dir vor, Du wärest ewig und allmächtig und könntest alles erschaffen, was Du möchtest. Mit einem Fingerschnippen den Mond vom Himmel holen oder eine Brücke über den Atlantik bauen, alles kein Problem. Und das alles in Bruchteilen von Sekunden. Wäre das nicht langweilig?

Wenn Du jetzt aus Dir selbst heraus den Menschen mit seiner begrenzten sinnlichen Wahrnehmung erschaffst und ihn mit dem freien Willen ausstattest, sein Leben genau so zu leben, wie er es leben möchte, wird es interessant. Dann bekommst Du jeden Gedanken und jedes Gefühl dieses Menschen in jedem Augenblick seines Lebens sofort mit, und zwar ohne ihn von Dir aus beeinflusst zu haben. Das wäre dann eine Schöpfung, die sich aus sich selbst heraus entwickelt und ewig weiter fortschreitet. Du hättest immer direkten Anteil hieran, ohne irgendwie eingreifen zu müssen. Wäre das nicht spannend?

In tiefen Trancen stellt sich immer wieder heraus, dass sich die Liebe durch jeden einzelnen Menschen selbst erfährt. Hierbei kommt es nicht auf die Art der Erfahrung an, sondern allein darauf, dass eine Erfahrung gemacht wird. Jeder Gedanke, jedes Gefühl und jede Handlung ist eine solche Erfahrung. Die Liebe ist bedingungslos. Niemand muss auch nur eine einzige Voraussetzung erfüllen, um in dieser Liebe zu sein. Sie wertet und beurteilt nicht. Auf der seelischen Ebene des Seins gibt es keine Schuld, nur die gemachte Erfahrung. Die Liebe greift nicht von sich aus in das Leben ein. Wird sie allerdings inbrünstig um Hilfe gebeten, so geht diese Bitte aktiv vom Menschen aus, der das Gebet mit eigenem, freien Willen formuliert. Die Bitte stellt somit einen Akt der Schöpfung dar. So können Wunder geschehen.

Einfach sein

In Tieftrance-Hypnosen, in denen es um die Kommunikation mit geistigen Wesenheiten geht, wird gerne die Frage nach dem Sinn des Lebens gestellt. Die Antwort ist vorhersehbar, da sie stets die gleiche ist: „Einfach sein." Aus der geistigen Dimension unseres Ursprungs wird also keinerlei Anforderung an unsere Lebensführung gestellt. Jeder Mensch darf sein Leben aus dieser Perspektive genau so führen, wie es sich für ihn am besten anfühlt.

Eine ebenso beliebte Frage lautet: „Bin ich auf dem richtigen Weg?" Auch hier ist die Antwort stets die gleiche: „Alle Wege sind richtig."

Im Juni 2018 fand eine sehr besondere Kommunikation zwischen geistigen Wesenheiten und Susanna Dünner aus der Schweiz statt. Die Informationen, die Susanna in ihrer Hypnose bekommen hat, sind so bereichernd, dass wir sie darum gebeten haben, ihre Erkenntnisse, die sie in einem Feedback zusammengefasst hat, in diesem Buch verwenden zu dürfen, gerne auch in anonymisierter Form. Sie sagte, für sie sei das eine unvergessliche Erfahrung, die sie gerne mit anderen Menschen teile, für die ihr Erlebnis vielleicht auch hilfreich sein könne. Deshalb bot Susanna uns an, ihre Informationen unter ihrem richtigen Namen zu veröffentlichen: Susanna Dünner.

Hierfür sagen wir ihr an dieser Stelle, auch in Deinem Namen, liebe Leserin und lieber Leser, vielen herzlichen Dank, liebe Susanna.

Bevor sich Susanna zu einem unserer Seminare anmeldete, rief sie an, um sich zu erkundigen, ob unsere Form der Hypnose möglicherweise mit dem „Buch der Bücher“ kollidieren könne. Unsere Antwort, dass unsere Hypnose völlig neutral ist und kein religiöses Bekenntnis tangiert, beruhigte sie. Im Seminar wurde schnell klar, dass Susanna äußerst bibelfest ist. Wenn sie sprach, war jeder Satz von ihr natürlich, flüssig und verständlich, enthielt aber auch zumeist Verweise auf Zitate aus der Bibel, die sich nahtlos in die jeweilige Aussage einfügten.

Susannas Problem bestand darin, dass sie sich zwölf Jahre zuvor von ihrem Mann hatte scheiden lassen. Damit hatte sie ein Versprechen gebrochen, das sie vor Gott gegeben hatte.

Bei ihrer Hypnose kam Brigitte an ihre Grenzen. Als die Tieftrance eingeleitet war, erfolgte die Aufarbeitung der Punkte, an denen sich Susanna Erkenntnisse und Veränderungen wünschte.

In ihrer Trance sprach sie vorwiegend in Bibeltexten. Brigitte, die nicht annähernd so bibelfest ist, traten hierdurch schon sehr schnell die Schweißperlen auf die Stirn. Sie wandte sich in Gedanken an die geistige Welt: „Bitte helft mir.“ Unmittelbar darauf war es, als fühle sie eine beruhigende Hand auf ihrer Schulter: „Lass mich mal." Brigittes Geistführer Melchisedek übernahm die Führung der Hypnose, indem er auf geistiger Ebene mit Susannas Geistführer kommunizierte. Von diesem Moment an verlief die Hypnose weitestgehend nonverbal. Brigitte stellte lediglich vor Ablauf von jeweils drei Minuten eine Frage, da sich die Hypnose ansonsten von selbst aufgelöst hätte. Diese Drei-Minuten-Regel dient der Sicherheit und ist Bestandteil einer jeden unserer Hypnosen. Susanna kommunizierte sichtbar und bestätigte jede Information, die sie nonverbal erhalten hatte, mit einem dreifachen Danke, Danke, Danke. Was während dieser Hypnose geschah, kann Susanna Dir viel besser erklären als wir:

„… Seit dem Intensivkurs im Juni sind schon bald zwei Monate vergangen. Ich musste meine Eindrücke zuerst ein wenig ruhen und wirken lassen und versuche nun, das Erlebte in Worte zu fassen.

Schon seit meiner Kindheit bin ich religiös geprägt und dadurch ziemlich bibelfest geworden. Gott hatte schon immer den wichtigsten Platz in meinem Leben. Mein Dilemma war jedoch, eigentlich hatte ich zwei Götter. Einen liebenden Vater, dem ich voll und ganz vertrauen konnte, der in Jesus Christus gezeigt hat, was wahre Liebe ist. Doch da war auch ein strafender, zürnender Gott, der die Bösen sogar in die Hölle schickt. Das war eigentlich mein Lebensthema.

Mehr und mehr glaubte ich an einen Gott der Liebe. Stellen in der Bibel wie: ‚Gott ist ein Gott der Liebe, Furcht ist nicht in der Liebe' oder auch das Kapitel über die Liebe in 1. Korinther 13 (übrigens für mich eines der beiden wichtigsten Kapitel – das zweite ist das erste Kapitel des Johannesevangeliums).

Nun zu meiner Hypnose: Auf der Treppe kam ich nirgendwo an, ich befand mich wie in einem dunklen Nebel. Hinter dem Nebel erkannte ich Licht, das den Nebel mehr und mehr erhellte. Brigitte holte mich zurück auf den 24. Juni 2018. Mit einem geschickten Frage-Antwort-Dialog mit meinem Unterbewusstsein wurde mir ganz klar, dass der Ursprung des Lebens allumfassende, bedingungslose Liebe ist, die alles erschafft und durchflutet.

In mir meldete sich die große Frage, was ist dann der Sinn des Lebens? Erst jetzt, während ich diese Zeilen schreibe, wird mir klar, woher diese Frage kam. Nach meinem alten Glauben war ja das Leben auf der Erde so etwas wie eine Strafe für die Ursünde, weil Adam und Eva vom Baum der Erkenntnis gegessen haben.

Brigitte, du batest nun deinen Geistführer Melchisedek zu uns und fragtest mich nach meinem Geistführer. Sofort nannte ich den Namen Ismael. Du gabst nun meine Frage an Ismael weiter. Die Antwort sprach er durch mich: ‚Das Leben ist da zur Entwicklung und um Erfahrungen zu machen. – Schuld gibt es nicht.‘

Es war so überwältigend. Plötzlich sah ich den Baum der Erkenntnis. Mit Worten kann ich ihn nicht beschreiben, einfach schön, wunderschön. Er beinhaltet alle Möglichkeiten an Erfahrungen, die wir machen dürfen. Da war auch die Schlange. Wunderschön, golden, aufrecht, sehr weise aussehend. Dahinter sah ich ein wunderschönes (hab kein anderes Wort, es war einfach alles wunderschön) violett-grünliches Licht. Ich wusste intuitiv, dass dies Luzifer (der Engel des Lichts) war. Hinter dem violett-grünlichen Licht sah ich nochmals einen wunderschönen rotgoldenen Baum, den Baum des Lebens.

Als ich das Bild so betrachtete, sah ich eine braune Statue, wie aus Ton, in die Tiefe stürzen. Für mich war sofort klar, das ist Satan, er ist eine Gedankenschöpfung ohne Leben.

In jenem Moment war mir einfach alles klar, ohne Fragen. Der Baum der Erkenntnis symbolisiert die große Chance, Erfahrungen zu machen. Alle Menschen dürfen Erfahrungen machen. Niemand hat das Recht zu richten oder zu urteilen. Die goldene Schlange symbolisiert die Weisheit, die zur Erkenntnis führt. Der Baum des Lebens symbolisiert die Liebe, das Sein.

Luzifer zeigt den Weg zur Erkenntnis mit allen Konsequenzen (Ursache und Wirkung), Christus zeigt den Weg der bedingungslosen Liebe (vergib ihnen, denn sie wissen nicht, was sie tun), der zum Baum des Lebens führt.

Für mich ist das die Erkenntnis, nach der ich schon mein ganzes Leben lang gesucht habe …"

Susanna Dünner

Quelle: Susanna Dünner, 10. August 2018

Lebenswille

Stell Dir vor, Du sitzt im zarten Alter von 120 Jahren gemütlich in einem Schaukelstuhl und denkst über Dein Leben nach. Woran möchtest Du Dich erinnern? Möchtest Du in angenehmen Erinnerungen schwelgen, dann hast Du jetzt die Gelegenheit, all das zu erleben und zu erfahren, woran Du Dich später gerne erinnern möchtest.

Wenn Du heute auf Dein Leben zurückblickst, schaust Du auf Deine Vergangenheit. Hier ist alles zu Erfahrung geworden. Natürlich kannst Du Dich über Ereignisse, die in Deiner Vergangenheit geschehen sind, ärgern oder ihnen auch nachtrauern. Ändern kannst Du hieran nichts mehr. Alles Vergangene ist zur Erfahrung geworden. Der heutige Tag wird morgen schon Vergangenheit sein. Und wenn Du in die Zukunft schaust, kannst Du Pläne schmieden und Dich daran erfreuen. Oder Dir Sorgen machen. Heute ist der Tag, an dem Du lebst und neue Erfahrungen machen kannst. Das Leben findet immer hier und jetzt statt. Doch die Sache mit den angenehmen Erfahrungen gestaltet sich manchmal schon als schwierig. Warum nur?

Das Entscheidende ist das Grundgefühl, mit dem wir unser Leben wahrnehmen. Gehen wir unbeschwert und zuversichtlich durchs Leben, wohlwissend, dass es einmal schwierig werden kann, aber auch mit der Sicherheit, dass wir diese Schwierigkeiten spielerisch meistern werden? Empfinden wir jeden Tag unseres Lebens als Geschenk oder empfinden wir unser Leben als eine erdrückende Last, bewusst oder unbewusst?

Adrian Danneberg* nahm an einem unserer Seminare teil. Er litt unter einer fortgeschrittenen Krebserkrankung. Sein Arzt hatte ihm gesagt, dass aus medizinischer Sicht keine Hoffnung mehr bestehe. Ihm war geraten worden, eine Patientenverfügung zu erstellen und sein Testament zu machen.

Als die Vorgespräche zu den Tieftrance-Hypnosen anstanden, war auf seinem Anamnesebogen unter der Frage, was er mit seiner Hypnose erreichen wolle, zu lesen: gesund sein und leben ohne Angst. Ralf fragte ihn lakonisch, und auch schon ziemlich flegelhaft: „Warum willst du eigentlich leben?“ Adrian zuckte. Minutenlanges Schweigen. Sehr nachdenklich antwortete er: „Ja, du hast recht. Mein Leben ist fertig. Man sagt, man solle ein Kind zeugen – ich hab´ zwei stramme Jungs, ein Haus bauen – hab´ ich gemacht, und einen Baum pflanzen – ich habe viele Bäume gepflanzt. Nun sitze ich mit 57 auf der Couch, bin Frührentner und traue mich nicht auf die Straße. Was sollen denn die Nachbarn denken? Geht der faule Hund schon wieder nicht zur Arbeit?“ Als das Gespräch auf seine Enkelkinder kam, drei und vier Jahre alt, leuchteten seine Augen. „Möchtest du deine Enkelkinder nicht aufwachsen sehen? Und wenn die groß sind, bekommen sie ja vielleicht auch Kinder. Das wären dann deine Urenkel. Möchtest du deine Urenkel nicht zum Traualtar führen?“ Adrians Augen leuchteten. Die Hypnose war gut, aber es war nicht allein die Hypnose, sondern auch der plötzlich erwachte Lebenswille, der die Wende brachte. Kurz danach schrieb er uns:

> *„Mir geht es blendend. Ich bin wieder glücklich und freue mich auf jeden neuen Tag, der nun voller Harmonie ist, auf das Hier und Jetzt und auf ein Leben ohne Angst. Ich war bei meinem Urologen und habe mich verabschiedet. Er war voller Verständnis und wir redeten offen mitein-*

ander. Er musste gestehen, dass er nach gewissen Leitlinien arbeitet, in denen eine Genesung nicht vorkommt. Ich versprach, ihn nach einem Jahr – völlig gesund – wieder zu besuchen. Ich habe meine Gesundheit Gottes Schöpferenergie anvertraut."

Heute, vier Jahre später, genießt er das Leben, jeden Tag aufs Neue. Er hat zwei weitere Enkelkinder bekommen und ist jetzt glücklicher und vielbeschäftigter Opa von vier Enkelkindern, die ihn mächtig auf Trab halten.

Über solche Begebenheiten könnten wir noch vieles berichten, aber das Fazit zählt: Wer aus tiefster Überzeugung wirklich leben möchte, dem wird es auch durch sein Unterbewusstsein ermöglicht. Geist steuert Materie. Was wirklich zählt, ist der feste Lebenswille. Dieser wird oftmals unbewusst beeinträchtigt, ohne dass man es wahrnimmt oder sich eingesteht. In diesem Fall nimmt die Lebensenergie stetig ab. Es entsteht eine unbewusste Sehnsucht nach dem Tod. Wie wir aus vielen Hypnosen wissen, entstehen aus dieser Todessehnsucht heraus sehr häufig Autoimmun- oder Krebserkrankungen. In diesem Zusammenhang kommt der empfundenen Zufriedenheit mit der eigenen Lebenssituation eine besondere Bedeutung zu. Ist diese Grundzufriedenheit dauerhaft eingeschränkt, so sollte die Lebenssituation aktiv und mutig verändert werden. Auch eine Veränderung des Blickwinkels auf äußere Einflüsse, insbesondere auf Angst einflößende, kann die Grundzufriedenheit mit dem Leben immens verbessern.

Angst – Tyrann oder Beschützer?

Wir leben in bewegten Zeiten, in denen wir ständig mit bedrückenden Nachrichten über Unfälle, Kriege, Viren, Klima- und Wirtschaftskrisen bombardiert werden. Durch die ständigen Wiederholungen machen sich viele Menschen diese Informationen zu eigen. Sie werden tief ins Unterbewusstsein eingebrannt. Die Gedanken beginnen zu kreisen und malen sich Szenarien aus, die wahrscheinlich nie eintreten werden. Und schon ist sie da, die Angst.

Die Angst ist ein einzigartiges Gefühl. Sie wird instinktiv ausgelöst, ohne dass wir bewussten Einfluss darauf nehmen können. Die Angst will uns immer das Leben retten. Deshalb kennt sie nur zwei Zustände: nicht vorhanden oder zu 100 Prozent aktiv. Wenn der Säbelzahntiger um die Ecke kam, gab es für unsere Vorfahren nur die instinktive Wahl zwischen Kampf, Flucht oder Erstarrung. Adrenalin pur, blitzschnell und effizient. War der Tiger dann weg, legte sich die Angst sofort. War das ein Schreck! Als die Gefahr vorbei war, ging der Adrenalinpegel sofort zurück. Das Leben war wieder ruhig und ausgeglichen.

Die Angst führt reflexartig zu körperlichen Reaktionen. Die Muskeln in Armen und Beinen werden mit maximaler Energie versorgt. Man ist instinktiv auf Kampf oder Flucht eingestellt. Es geht um das pure Überleben.

Doch wo kommt diese zusätzliche Energie her, die in die Muskeln der Arme und Beine gepumpt wird? Sie wird aus allen körpereigenen Systemen, die nicht unmittelbar für das Überstehen der akuten Stresssituation gebraucht werden, abgezogen. So wird das Immunsystem, das gerade damit beschäftigt ist, gegen eine Erkältung anzukämpfen, in diesem Moment geschwächt. Auch das Verdauungssystem stellt seine Arbeit vorübergehend ein. Das ist mir auf den Magen geschlagen, sagt der Volksmund. Sobald die Gefahr vorüber ist, senkt sich der Pegel der Stresshormone ab und die Energie wird wieder optimal verteilt. Man ist ruhig und ausgeglichen. Der Körper wird optimal versorgt.

Doch was ist, wenn die Angst bestehen bleibt, auch wenn man nicht in unmittelbarer Gefahr ist? Dann wird die Angst zum Dauerstress. Der Pegel der Stresshormone bleibt auf hohem Niveau. Das Immunsystem bleibt geschwächt im Zustand der ständigen inneren Unruhe.

Viele Menschen empfinden diese andauernden Stress- und Angstzustände. Getrieben von ständiger innerer Unruhe, hetzen sie durchs Leben. Das kostet viel Energie, Lebensenergie, um genau zu sein. Nimmt diese immer weiter ab, so folgen Zustände der absoluten Erschöpfung. So entsteht unbewusst die Sehnsucht nach dem Tod.

Das Unterbewusstsein wertet nicht. Das braucht es auch nicht, denn es weiß, dass am Ende gar nichts Schlimmes passieren kann. Es erzeugt jedes unserer Gefühle, die für unsere empfundene Lebensqualität entscheidend sind. Und es bilanziert. Wenn Du am Tag dauerhaft mehr als 50 Prozent angenehme Gefühle hast, lohnt es sich zu leben. Hast Du hingegen jeden Tag mehr als 50 Prozent schwierige Gefühle, sagt es sich: Schön wird es nicht mehr. Jetzt besorge ich Dir eine passende Krankheit. Dann kannst Du Dich legal verabschieden – aus diesem Jammertal. Das Unterbewusstsein ist gnadenlos.

Wenn Du hier Parallelen zu Deiner Lebenssituation erkennen solltest, könnte es hilfreich sein, innezuhalten und Dein Leben einmal aus der Vogelperspektive zu betrachten. Was will ich? Was traue ich mich zu wollen? Was verschafft mir angenehme Gefühle? Woran kann ich mich erfreuen?

Vielfach werden die angenehmen Dinge des Tages einfach nicht wahrgenommen, weil der Fokus nur auf dem liegt, was schwierige Gefühle hervorruft. Und das Angenehme stört nicht so.

Eine der Möglichkeiten, die angenehmen Gefühle vermehrt in den Fokus zu nehmen, besteht darin, sich abends in Ruhe hinzusetzen und sich die schönen Momente des Tages in Erinnerung zu rufen, selbst wenn es nur ein Lächeln ist. Und wenn Du Dir hierzu sogar noch ein paar Notizen machst, und das über einen längeren Zeitraum, wirst Du von Tag zu Tag mehr schöne Momente entdecken – und auch die damit verbundenen angenehmen Gefühle empfinden. Gefühle sind sehr mächtig. Du strahlst sie unbewusst aus und sie werden von den Menschen in Deiner Umgebung ebenso unbewusst wahrgenommen. Diese Menschen werden Dir anders begegnen als vorher.

Doch wie kannst Du angenehme Gefühle entwickeln, wenn alles, was auf der Welt passiert, aus Deiner Sicht so falsch und so beängstigend ist? Tja, das ist gar nicht so leicht. Wir, die Autoren, sind mit vielem, was derzeit auf dieser Welt geschieht, alles andere als einverstanden. Einige Entwicklungen halten wir sogar für brandgefährlich.

Doch denken wir einfach einmal darüber nach: Wir leben in diesen Zeiten in dieser Welt. Wir haben keine andere. So ging es auch den vielen Generationen vor uns. Auch diese lebten in ihren damaligen Zeiten und haben in ihren Leben ihre unvergänglichen Erfahrungen gemacht. Genauso machen wir jetzt unsere Erfahrungen in unserer Zeit. Und welche das sind, können wir selbst bestimmen. Zumindest dann, wenn wir es wollen. Vielleicht sollten wir den Zeitgeist und die Entwicklungen hieraus sportlich sehen.

Selbstermächtigung und aktive Übernahme der Eigenverantwortung sind hierfür ausschlaggebend. Jeder von uns hat das unumstößliche Recht, sein Leben genau so zu führen, wie er es gerne führen möchte. Jeder kann in eigener Verantwortung alle Entscheidungen treffen, die er treffen möchte. Diese führen am Ende zu einzigartigen Erfahrungen. Freiheit wird nie erteilt – Freiheit wird sich immer genommen.

Wenn Du Deine Entscheidungen im Leben so treffen darfst, wie Du es möchtest, dann darf jeder andere erwachsene Mensch das doch auch, oder? Wenn Du ihm das genauso zubilligst, wie Du es Dir zugestehst, dann respektierst Du ihn als freien Menschen.

Und genau diesen Respekt darfst Du von anderen doch auch erwarten. Übrigens, und das ist ganz wichtig, auch Dir gegenüber – von Dir selbst. Die Grundhaltung, die Meinung und Handlung eines anderen Menschen nicht zu teilen, sie aber zu respektieren, führt zur inneren Freiheit und damit zur Gelassenheit. Auf diese Weise wird der Drang, sich über andere ärgern zu müssen, zumindest stark reduziert.

Sich zu ärgern ist nichts anderes als eine ABM für Masochisten, eine Arbeitsbeschaffungsmaßnahme. Wenn Du Dich ärgerst, hat niemand etwas davon, aber Du schadest Dir selbst, indem Du Deinen Tag im schwierigen Gefühl der Wut lebst. Wut ist allerdings nichts anderes als Lebenskraft, die von Dir selbst nur in eine bestimmte Richtung gelenkt wird, nämlich gegen Dich selbst. Wenn Du die Richtung drehst, entsteht aus der verrauchenden Wut pure Lebenskraft!

Genauso ist es mit der Angst, die Dein Leben retten, aber auch tyrannisieren kann. Solltest Du vor irgendetwas eine latente Angst haben, so kann es bestimmt hilfreich sein, wenn Du Dich mit dieser Angst einmal intensiv auseinandersetzt.

Ist das eine Angst, die unmittelbar Dein Leben bedroht? Oder handelt es sich hierbei um eine Angst vor möglichen Gefahren oder Verlusten in der Zukunft, die Du, falls sie eintreten sollten, spielend abwenden kannst?

Beide Ängste, sowohl die lebensrettende als auch die Angst, die vor Langeweile an den Nägeln kaut, haben die gleiche Auswirkung auf Dein körperliches und seelisches Wohlbefinden. Gefühle, und ganz besonders die Angst, folgen keiner Logik. Sie können nicht zwischen Realität und Fiktion unterscheiden. Das Anschauen eines Horrorfilms löst die gleichen Ängste aus, die auch in einer realen bedrohlichen Lebenssituation entstehen. Und die Angst ist immer auf Nahrungssuche. Neues Futter findet sie im Überfluss, zum Beispiel in den Nachrichten des Tages. Und dann kreisen die Gedanken. Wenn Du aber Deinen irrationalen Ängsten eine Diät verordnest und Dich auf den neuen Tag in Deinem Leben fokussierst, lösen sie sich auf.

Jeder von uns ist immer nur einen Gedanken von der Umkehr entfernt. Zu jedem Zeitpunkt kann jeder von uns das Leben wählen, statt in irrationaler Angst zu vergehen.

Unbewusste Belastungen

Die Lebensqualität wird vielfach auch durch unbewusste Belastungen beeinträchtigt. Hierbei handelt es sich um Traumata aus allen Phasen des Seins, Fremdenergien oder getrennte Seelenanteile. Werden diese Belastungen in der Tieftrance aufgelöst, so verbessert sich die Lebensqualität schlagartig. Wenngleich jede dieser Tieftrance-Hypnosen absolut individuell verläuft, so werden sie immer nach der gleichen Systematik durchgeführt.

Auf Basis eines umfangreichen Anamnesebogens, den der Klient zuvor im stillen Kämmerlein ausgefüllt hat, wird ein mehrstündiges, absolut vertrauliches Vorgespräch geführt. Sind dann alle Aspekte des Lebens, in denen der Klient eine Veränderung erreichen möchte, aufgenommen und alle Fragen erschöpfend geklärt, trifft der Klient seine endgültige Entscheidung, ob er die Hypnose erhalten möchte oder auch nicht. Erst dann erfolgt die Hypnose.

Eingehüllt in eine weiche Decke liegt der Klient auf einer bequemen Liege. Jetzt braucht er von sich aus gar nichts mehr zu machen. Jeglicher Versuch, das Gelangen in einen Trancezustand aktiv zu unterstützen, würde diesen mit Sicherheit verhindern. Nun erfolgt das Einleiten der Tieftrance in energetischer Verbindung und auf ganz neutrale Weise. Je nachdem, was im Vorgespräch abgestimmt wurde, wird der Klient entweder zu der Situation geführt, die das heutige Leben am meisten belastet, oder zu der Situation, in der die Ursache einer Befindlichkeit, zum Beispiel einer Krankheit, liegt. Diese Situation wird dann erneut durchlebt. Ist dies geschehen, wird der Klient in Tieftrance wieder in die Gegenwart zurückgeführt.

Der Klient befindet sich nun in einem Bewusstseinszustand, in dem ihm vollkommen klar ist, dass er eine Seele hat. Diese Seele ist immer Teil einer allumfassenden bedingungslosen Liebe. Diese Liebe baut alles auf. Alles besteht in seinem tiefsten Inneren aus dieser Liebe. Diese Liebe ist ewig und allmächtig in einer Dimension außerhalb von Raum und Zeit. All das ist dem Hypnotisierten in der Tieftrance vollkommen klar. Er nimmt es allerdings in seinem Zustand des kritiklosen Dahingleitens nicht bewusst wahr. Er wird nur durch Fragen und ohne jede Beeinflussung in kleinsten Schritten so geführt, dass er alles bewusst erfährt und so als selbst gemachte Erkenntnisse annimmt.

Durch Fragen des Hypnosetherapeuten und Verankerung der Antworten im Unterbewusstsein werden die zuvor durchlebten unbewussten Belastungen aufgelöst. Ist der Klient dann frei von allen unbewussten Belastungen, wird er ebenfalls durch Fragen und Verankerung der Antworten dazu geführt, dass er die gewünschten Veränderungen dauerhaft in sein Leben integriert.

Die Liebe ist absolut bedingungslos. Demnach muss niemand auch nur eine einzige Voraussetzung erfüllen, um in dieser Liebe zu sein. Die Liebe erfährt sich selbst durch alles, was ist. So auch durch unseren Klienten. Sie wird niemals von sich aus in das Leben des Klienten eingreifen. Erkennt er aber im Zustand der Tieftrance, dass diese Liebe in ihm ist, so kann er hieraus die gewünschten Veränderungen annehmen.

Dadurch, dass er die Veränderungen mit freiem Willen selbst herbeiführen möchte, wird dies zum schöpferischen Akt. Wenn die Liebe alles aufbaut, so besteht der Klient ebenfalls in seinem tiefsten Inneren aus dieser Liebe. Dann ist auch alles, ganz gleich ob materiell oder immateriell, in dieser Liebe enthalten und in dieser Liebe verbunden.

Diese Verbundenheit mit allem erklärt im Übrigen auch das Phänomen der Quantenverschränkung, das Albert Einstein als spukhafte Fernwirkung bezeichnete. Auch die Daten aus dem Global Consciousness Projekt oder auch Brigittes Fernwahrnehmungen sind auf diese Weise plausibel.

Eine der gewünschten Veränderungen, die vielfach in solchen Hypnosen verankert werden, ist der Wunsch, mit der optimalen Partnerin oder dem optimalen Partner zusammenzukommen. Auch dieser hat sich oft genauso erfüllt.

Belastung durch religiöse Prägung

Wolfgang Arndt* war an CLL (Chronisch Lymphatische Leukämie) erkrankt. Er stand vor der Wahl, entweder eine Stammzellentransplantation oder eine Immuntherapie durchführen zu lassen. Als er voller Hoffnung zur Hypnose kam, lag sein Leukozytenwert bei 180.000. In der Hypnose wurde die Ursache seiner Erkrankung, die in einem früheren Leben lag, erkannt und aufgelöst. In tiefer Trance erkannte er, dass er die Krankheit nicht mehr benötigte, und ließ diese los. Anschließend nahm er seine vollständige Gesundheit und seine Selbstheilungskräfte an, die seine vollständige Gesundheit wieder herstellen und diese erhalten sollten. Die Hypnose war sehr gut verlaufen. Wir waren alle voller Hoffnung, dass eine Genesung eintreten würde.

Eine Woche später erhielten wir eine E-Mail: „Alles, was bei anderen gut hilft, funktioniert bei mir nicht. Jetzt habe ich 210.000 Leukos.“ Zwei Tage später, an einem Sonntag, fand die nächste Hypnose statt. Wir wollten gerne wissen, warum die ersehnte Heilung nicht eintrat.

Wolfgang gelangte schnell wieder in eine tiefe Trance. Seine Augen rollten unentwegt unter den geschlossenen Lidern. Als er in diesem Bewusstseinszustand gefragt wurde, ob er über Selbstheilungskräfte verfüge, antwortete er mit einem erstaunten: „Ja klar." Gefragt, ob diese denn auch arbeiten, antwortete er genauso klar mit „Nein". „Warum arbeiten deine Selbstheilungskräfte denn nicht?" „Dann wäre ich ja Gott ähnlich!" Nach weiteren Fragen wurde schnell klar, dass er eine Seele hat, die immer Teil einer allmächtigen bedingungslosen Liebe ist, aus der alles in seinem tiefsten Inneren besteht. „Wenn doch alles aus dieser Liebe besteht, dann bestehst du doch auch aus dieser bedingungslosen göttlichen Liebe. Ist das so?" „Ja klar", lautete die klare Antwort. „Dann bist du Gott ähnlich. Ist das so?" Es dauerte eine ganze Weile, bis Wolfgang das ebenso klar bestätigte. Auf die erneute Frage, ob seine Selbstheilungskräfte denn jetzt arbeiteten, antwortete er fast entsetzt: „Ich bin doch ein Sünder!"

Auf die Frage, ob er denn eine einzige Voraussetzung erfüllen müsse, um in dieser Liebe zu sein, kam ein „Nein". „Kann es denn Schuld geben?" „Nein." „Ist die Sünde auch Schuld?" „Ja." „Aber, wenn es keine Schuld gibt und die Sünde auch Schuld ist, kann es dann Sünde geben?" Nach einigem Zögern kam ein „Nein". „Wenn es doch keine Sünde gibt, kannst du dann ein Sünder sein?" Es war förmlich zu sehen, wie er mit der Antwort kämpfte. Endlich kam das erlösende „Nein" und wurde fest verankert. Auf die erneute Frage, ob seine Selbstheilungskräfte nun arbeiteten und seine vollständige Gesundheit wieder herstellen würden, antwortete er sehr schnell mit einem klaren „Ja".

Als Wolfgang uns neun Monate später besuchte, waren seine Leukos auf 15.000 gesunken. Die Krankheit war überwunden.

Eine religiöse Prägung kann sich zu einer großen unbewussten Belastung entwickeln, insbesondere dadurch, dass einem Menschen von Kind an suggeriert wird, er sei ein Sünder. In der katholischen Kirche wird vor dem Austeilen der Kommunion gebetet: *„Herr, ich bin nicht würdig, dass du eingehst unter mein Dach, aber sprich nur ein Wort, so wird meine Seele gesund.“*

Insbesondere bei tiefreligiösen Menschen können solche Gebete, die immer wieder gesprochen werden, zu verheerenden Folgen für das Leben führen. Wolfgangs Unterbewusstsein hatte die feste Überzeugung angenommen, er sei ein Sünder und nicht würdig, Selbstheilungsprozesse zu aktivieren. Deshalb blockierte es die Selbstheilung. Erst nachdem er tief in seinem Inneren erkannt hatte, dass er kein Sünder sein kann, arbeiteten seine Selbstheilungskräfte.

Trauma aus Inkarnation

Anja Theissen* hatte während ihres ganzen Lebens das Gefühl, als gehöre sie nicht in diese Welt. Außenstehende hätten sie vielleicht beneidet. Sie führte mit ihrem Mann und ihren beiden fast erwachsenen Töchtern ein harmonisches Familienleben in gut situierten Verhältnissen.

Dennoch war sie latent unglücklich, wusste aber nicht warum. Eine logische Erklärung hatte sie hierfür nicht.

Als sie in ihrer Hypnose in eine sehr tiefe Trance gelangt war, wurde sie zu der Situation geführt, die ihr heutiges Leben am meisten belastet, sei sie aus diesem Leben oder aus ihrem gesamten Sein. Emotional dort angekommen, wand sie sich abwehrend auf der Liege hin und her. „Nein, nicht immer ich“, schrie sie förmlich. Sie wirkte ärgerlich und schien sich gegen etwas heftig zu wehren. „Nein, nein, ich will da nicht rein, nicht immer ich!“ Ihr Abwehrkampf wurde immer heftiger. „Wo willst du nicht rein?“ Mit einem vor Ekel verzogenen Gesicht stöhnte sie laut: „In irgendeinen Körper, bäääh!“

Nachdem sie in der Hypnose bestätigt hatte, dass sie emotional wieder in der Gegenwart angekommen war, begann die Aufarbeitung in Tieftrance. Sie erkannte, dass sie auch in ihrem jetzigen physischen Leben nicht von der liebenden Energie ihres Ursprungs getrennt war und auch, dass sie selbst diese Inkarnation gewollt hatte. Als sie dann im Inkarnationsprozess umkehren wollte, war es zu spät.

Im Bewusstsein, von nichts getrennt zu sein, nahm sie in der Hypnose ihr jetziges Leben an und auch ihre Zugehörigkeit zu allen anderen Menschen. Seit dieser Aussöhnung mit ihrer Inkarnation und somit auch mit ihrem eigenen Leben fühlt sie sich unbeschwert und frei.

In seltenen Fällen stellte sich heraus, dass die Inkarnation in das jetzige Leben zunächst gewollt, dann aber im Inkarnationsprozess abgelehnt wurde. Mit der Annahme des eigenen Lebens in Tieftrance fand immer eine Aussöhnung mit sich selbst statt und die Lebensqualität verbesserte sich schlagartig.

Trauma aus der pränatalen Phase

In tiefen Trancen werden systematisch Situationen aus dem gesamten Sein durchlebt, so auch die pränatale Phase von der Zeugung bis zur Geburt. Auch als Fötus ist unsere Seele mit allem verbunden, was ist. Hierüber und über die Gefühle der Mutter erfährt das ungeborene Kind alles, was in seinem Umfeld geschieht. Mehr noch, es ist von der ersten Sekunde an in der Lage, dem so Gefühlten Sinn und Bedeutung zu geben.

Dies kann ein Trauma auslösen, das sich bis ins hohe Alter auf die Lebensqualität auswirkt. Solche Traumata können in folgenden Situationen entstehen:

Selbst die Zeugung kann ein Trauma auslösen, vor allem, wenn sie bei einer Vergewaltigung erfolgt oder auch durch künstliche Befruchtung.

Hierbei erfahren sich die Hypnotisierten als Spermium, das in Konkurrenz mit vielen anderen den Weg zur Eizelle sucht: „Ich muss stark sein und schnell, sonst muss ich sterben. Ich darf nicht versagen.“ In einer Hypnose wurde sogar die Zellteilung nach Befruchtung der Eizelle beschrieben: „Es ist dunkel. Es ist glitschig. Wir sind viele. Die peitschen. Wir werden immer weniger. Aua, jetzt habe ich mir den Kopf gestoßen. Ich gehe durch die Wand. Ich bin allein. Es wird immer enger. Oh, ist das eng. Das Haus teilt sich, es teilt sich immer weiter.“ Während dieser Hypnose wurde die gesamte Schwangerschaft durchlebt, bis zur Geburt. Die Belastungen, die sich hierdurch im Leben zeigten, waren zumeist Lebens- und Versagensängste.

Wenn Vater und Mutter über eine Abtreibung nachdenken, erfährt sich das ungeborene Kind in Lebensgefahr und als nicht willkommen. Solche Traumatisierungen in der pränatalen Phase haben sich in Tieftrancen des Öfteren als auslösend für Autismus und Autoimmunerkrankungen herausgestellt, aber auch für andere Beeinträchtigungen des Lebens.

Auch ein während der Schwangerschaft unbemerkt abgegangenes Geschwisterchen kann für das geborene Zwillingskind eine große Belastung für das Leben auslösen. Menschen, die ihre Zwillingsschwester oder ihren Zwillingsbruder in der frühen Phase der Schwangerschaft ihrer Mutter verloren haben, haben fast immer ein intuitives Wissen hierüber. Sie entwickeln eine tiefe Sehnsucht nach ihrer Schwester oder ihren Bruder. Nicht selten ist diese Sehnsucht auslösend für das Broken Heart Syndrom, die Krankheit des gebrochenen Herzens.

Aus der bedingungslosen Liebe, als deren Teil sich die Klienten in tiefer Trance erfahren, kann nichts verloren gehen, keine einzige Seele. Insofern besteht für das geborene Zwillingskind unter Führung des Hypnosetherapeuten die Möglichkeit, sich auf seelischer Ebene mit dem ungeborenen Geschwisterkind zu treffen und sich hierbei nonverbal auszutauschen. Dies sind für alle sehr bewegende Momente, die bisher in allen Fällen dazu führten, dass das jeweilige Trauma vollkommen aufgelöst wurde.

Trauma aus der Geburt

Auch der Geburtsvorgang selbst kann für das neugeborene Kind traumatisch sein, zumindest dann, wenn es während der Geburt Todesängste aussteht.

Daniel Spiller* hatte sein ganzes Leben lang unter Erstickungsanfällen gelitten, die immer dann auftraten, wenn er gestresst war. Medizinisch waren diese nicht zu erklären. Zur Sicherheit führte er immer ein Notfallspray mit sich, das er inhalierte, wenn er einen solchen Erstickungsanfall bekam.

Als er in Tieftrance zu der Situation seines Lebens oder seines gesamten Seins geführt wurde, in der die Ursache für seine Erstickungsanfälle liegt, erfuhr er sich im Mutterleib kurz vor seiner Geburt.

Er stand sichtlich Todesängste aus, als er mit massivem Druck durch einen Kanal gepresst wurde. Die Nabelschnur war um seinen Hals gewickelt. Er versuchte sich gegen den Druck zu wehren, was ihm nicht gelang. Dann sah er ein gleißend helles Licht und war geboren. Nachdem er in Tieftrance in die Gegenwart zurückgeführt worden war, begann die Aufarbeitung.

Gefragt, ob es sich bei der soeben durchlebten Situation um ein Ereignis aus seiner Vergangenheit handelte, antwortete er mit „Ja". Dann wurde er gefragt, ob er hierbei eine Erfahrung gemacht habe. Auch diese Frage beantwortete er mit „Ja". In seinem erweiterten Bewusstseinszustand war ihm vollkommen klar, dass er eine einmal gemachte Erfahrung nicht noch einmal zu machen braucht. Nachdem seine Antwort auf die diesbezügliche Frage im Unterbewusstsein verankert war, wurde er gefragt, ob er alle Belastungen, die aus der Situation herrührten, die er soeben durchlebt hatte, loslassen könne. Als er dies bestätigte, wurde er aufgefordert, alle Belastungen seines Lebens, die aus der durchlebten Situation herrührten, loszulassen. Daraufhin begann er schwer zu atmen. Er führte einen sichtbaren inneren Kampf. Nach einem tiefen, befreienden Atemzug entspannte sich sein gesamter Körper sichtlich.

Nachdem wir uns durch Fragen vergewissert hatten, dass er frei von allen Belastungen war, die aus dem traumatischen Ereignis herrührten, hat er seine vollständige Gesundheit, seine Selbstheilungskräfte, sein Urvertrauen und etliche weitere Eigenschaften durch Verankerung im Unterbewusstsein fest in sein Leben integriert. Seine Erstickungsanfälle und die damit verbundenen Panikattacken traten seitdem nicht mehr auf.

Auch unmittelbar nach der Geburt und in den Tagen danach können Traumata ausgelöst werden, vor allem durch Einsamkeit. Wird ein neugeborenes Baby von der Mutter getrennt und weggelegt, zum Beispiel in einen Brutkasten, ist es das einsamste Baby der Welt. Diese Erfahrung kann das spätere Leben unbewusst beeinträchtigen.

Wie genau ein Neugeborenes seine Umwelt wahrnimmt, soll folgendes Beispiel verdeutlichen:

In einem unserer Seminare haben wir Richard Kremer* als sehr sympathischen, ausgeglichenen und in sich ruhenden Menschen kennengelernt. Er hatte keinerlei Probleme. Eine Tieftrance-Hypnose ist allerdings eine Sache, die demütig macht und die wir keinesfalls zum Spaß durchführen.

Und wenn keine Probleme vorhanden sind, dann suchen wir auch nicht danach. Dann ist sowieso alles bestens. Das stellte uns vor die Aufgabe, eine geeignete Zielstellung für seine Hypnose zu finden.

Richard hatte bis zu seinem sechsten Lebensjahr keinerlei Erinnerungen an seine frühe Kindheit. Er wollte zu gerne in Begebenheiten seiner Kindheit eintauchen. So wurde er in Tieftrance in mehrere Episoden aus dieser Zeit zurückgeführt. Er durchlebte einige sehr angenehme Situationen aus seinem fünften, dritten und ersten Lebensjahr. Schließlich wurde er zum Tag seiner Geburt geführt. „Wo bist du?" „Ich liege im Bett." „Bist du allein oder sind da noch andere?" „Ich bin bei meiner Mama." Dann verwundert: „Da sind noch Männer." „Was machen die Männer?" „Die drücken an meinem Kopf herum. Warum drücken die an meinem Kopf?"

Etwa zwei Wochen später erhielten wir von Richard eine E-Mail. Er hatte seine sehr alte Mutter besucht und sie nach seiner Geburt gefragt. Seine Mutter bestätigte ihm, dass sein Kopf im Geburtskanal in die Länge gedrückt worden war und dass die Ärzte das korrigiert hätten. Er schrieb wörtlich: „Ich muss wohl ein ziemlich hässlicher Vogel gewesen sein."

Trauma aus dem jetzigen Leben

Wenn jemand plötzlich einen großen Schock erleidet, gelangt er zumeist in einen Trancezustand, der dem einer Hypnose entspricht. Alles spielt sich wie in Zeitlupe ab und wird sehr genau wahrgenommen. Der Schock sitzt tief. Ist das Erlebte so belastend, dass es nicht verarbeitet werden kann, wird es in aller Regel verdrängt. Ist das geschehen, so hat man keine Erinnerung mehr an das traumatische Ereignis, und wenn doch, allenfalls eine nebulöse. Dennoch ist das Erlebte tief im Unterbewusstsein abgespeichert. Das Unterbewusstsein entwickelt dann blitzartig ein Schutzprogramm, mit dem es verhindern möchte, dass der Traumatisierte jemals wieder in eine ähnlich belastende Situation gerät. Es erzeugt dann sofort Angst, ganz egal, ob diese bei objektiver Betrachtung begründet ist oder nicht.

Hat ein Kind sexualisierte Gewalt erlebt, ist das Schutzprogramm des Unterbewusstseins zumeist bis ins hohe Alter aktiv. In Tieftrance-Hypnosen stellen sich solche Erfahrungen, die vielfach in sehr früher Kindheit gemacht wurden und nicht erinnert werden, immer wieder als Ursache für Probleme in der Partnerschaft heraus.

Hat jemand einen Unfall erlitten oder Gewalt erfahren, können ebenfalls tiefe Traumata entstehen. Abhängig von der Art des traumatischen Ereignisses fährt man dann nicht mehr über die Autobahn, hat Angst vor Wasser, großen Höhen oder in bestimmten Situationen auch vor anderen Menschen. Rational ist die Angst dann nicht zu erklären, aber das subjektive Gefühl der Angst ist da. Und das zählt.

Dabei kann die Ursache für ein Trauma scheinbar völlig harmlos sein. Für das Unterbewusstsein macht es keinen Unterschied, ob wir eine Situation bewusst als gefährlich oder harmlos einschätzen. Es wertet nicht und spult sein Schutzprogramm gnadenlos ab. Das folgende Beispiel verdeutlicht die Wirkung von scheinbar harmlosen Traumata:

Im Alter von etwa 35 Jahren entwickelte sich bei Carina Müller* urplötzlich eine panische Angst vor Dunkelheit. Niemand konnte sich erklären, woher diese Angst kam. Sie war einfach da, sobald sie nur an Dunkelheit dachte. Zehn Jahre später kam sie zur Hypnosebehandlung. Hieran knüpfte sie ihre letzte Hoffnung. Auf die Frage, wie sie ihr Leben mit dieser Angst gestalte, erklärte sie, dass sie große Angst vor einem Stromausfall habe. In ihrer Wohnung sei das Licht nachts durchgehend in allen Zimmern eingeschaltet. Überall habe sie zusätzlich Taschenlampen, Kerzen, Streichhölzer und Feuerzeuge deponiert. In der dunklen Jahreszeit war es ihr größtes Problem, von ihrem Büro zu ihrem Auto zu gelangen. Dieses stand zwar auf dem hell erleuchteten Parkplatz ihrer Firma, aber dennoch war die Dunkelheit, die sie umgab, für sie extrem beängstigend.

Als sie in Tieftrance zu der Situation ihres heutigen Lebens oder ihres gesamten Seins geführt wurde, in der die Ursache für ihre Angst vor der Dunkelheit lag, erfuhr sie sich als dreijähriges Mädchen, das mit ihrem vier Jahre alten Bruder im Keller ihres Elternhauses spielte. Ausgelassen schubste ihr Bruder sie in einen dunklen Kellerraum und verschloss die

Tür. Als er diese ein paar Augenblicke später wieder öffnete, ging das fröhliche Spiel weiter. Nachdem sie in Tieftrance in die Gegenwart zurückgeführt und das Trauma aufgearbeitet wurde, konnte sie ihre Angst vor der Dunkelheit dauerhaft loslassen. Wie sie uns später schrieb, hat für sie in diesem Moment ein ganz neues Leben begonnen.

Eine Erklärung, weshalb ihre irrationale Angst vor Dunkelheit erstmals im Alter von 35 Jahren auftrat, haben wir nicht. Am plausibelsten erscheint es, dass sie in diesem Alter in eine Situation gekommen sein könnte, die der in ihrer Hypnose durchlebten ähnlich war. Vielleicht befand sie sich unbemerkt von einer Kollegin in einem beleuchteten Raum, als diese das Licht ausschaltete und die Tür schloss. Eine solche Situation könnte das scheinbar harmlose Trauma aus der Kindheit getriggert haben, mit äußerst belastenden Folgen für das Leben.

Trauma aus früherem Leben

Für Klienten, die im Vorgespräch darauf hingewiesen haben, dass sie an frühere Leben nicht glauben, ist es immer wieder zutiefst beeindruckend, wenn sie sich in Tieftrance genau in einem solchen wiederfinden. In Aberhunderten von Hypnosen lag der Grund für die Beeinträchtigung der Lebensqualität in einem Trauma, das in einem früheren Leben entstanden ist.

Für die Aufarbeitung in Tieftrance ist es ohne jede Bedeutung, aus welcher Phase des Seins ein Trauma herrührt. Ungeachtet dessen ist die systematisch gemachte Erkenntnis, dass Traumata aus früheren Leben sich so lange durch nachfolgende Inkarnationen ziehen können, bis sie aufgelöst sind, sehr aufschlussreich.

Paula Afra* hatte ihr ganzes Leben lang eine tiefe Traurigkeit gefühlt, die sie extrem belastete. Als sie mit Mitte 50 ins Seminar kam, hatte sie schon etliche Therapien hinter sich. Schamanen hatten sie in einem dunklen Loch gesehen und waren damit, wie sich in der Hypnose später herausstellen sollte, sehr nah an Paulas Problem.

In ihrer Hypnose erfuhr sie sich als im Jahre 1492 lebendig begraben. Sie war für tot gehalten und würdevoll bestattet worden. In ihrem Sarg, den sie in der Tieftrance als dunkle Kiste bezeichnete, ist sie wieder zu sich gekommen. Im weiteren Verlauf der Hypnose durchlebte sie ihren Sterbeprozess sehr emotional. Wenn der eigene Tod in einem früheren Leben durchlebt wird, erfolgt in den meisten Fällen ein Aufgehen in das Licht der bedingungslosen Liebe. Das sind Phasen höchster Glückseligkeit. Hier war es anders. Sie war in einem dunklen Loch gefangen, abgetrennt von allem. „Ich komme hier nie wieder heraus“, gab sie in purer Verzweiflung von sich. Die Hypnose hatte bis zu dieser Situation schon etwa zwei Stunden gedauert und die Trance begann, sich aufzulösen. Deshalb musste die Hypnose an dieser Stelle beendet werden, ohne dass es zuvor gelungen war, sie wieder emotional in die Gegenwart zurückzuführen.

Paula öffnete ihre Augen und richtete sich auf. Sie schaute sich fragend um und blickte in die Gesichter der anderen Seminarteilnehmer, die bei ihrer Hypnose mitgefiebert hatten. Zu diesem Zeitpunkt war die gesamte Gruppe bereits seit acht Tagen zusammen und inzwischen sehr miteinander vertraut. Ralf hatte diese Hypnose geführt. Erstaunt blickte Paula ihn an. „Wer sind Sie? Ich kenne Sie nicht. Wo bin ich? Ich weiß nicht, wo ich bin.“ Paula hatte eine vollkommene Amnesie und dennoch blieb sie in ihrer Ruhe. Nach etwa drei Stunden schaute sie eine Teilnehmerin nachdenklich an:

„Irgendwo habe ich Sie schon einmal gesehen." Nach weiteren zwei Stunden – es war inzwischen ein Uhr nachts – war die Amnesie weitestgehend vorbei.

Am nächsten Morgen wurde eine weitere Hypnose durchgeführt. Paula hatte zwar große Angst, dass so etwas noch einmal passieren könnte, wollte aber ihr Lebensproblem der latenten Traurigkeit unbedingt lösen. Als Ralf die Hypnose einleitete, schaute sie ihn an: „Ich hab´ solches Muffensausen." Trotz ihrer Angst gelangte sie schnell wieder in eine sehr tiefe Trance. Sie wurde direkt wieder in die Situation geführt, in der die Hypnose am Vortag beendet worden war. Sie fühlte sich abgetrennt von allem und war gefangen in ihrem dunklen Loch.

Bevor nun eine Aufarbeitung beginnen konnte, musste sie alle Erinnerungen an diese Situation mitnehmen in die Gegenwart. Die Ereignisse der Vergangenheit sind geschehen. Diese in der Hypnose verändern zu wollen, könnte unabsehbare Folgen haben. Deshalb erfolgt die Aufarbeitung immer in der Gegenwart. Hier kann ein Trauma dergestalt aufgelöst werden, dass eine andere emotionale Sichtweise auf das traumatisierende Ereignis angenommen wird. Das Ereignis selbst wird hierbei keinesfalls verändert.

Genau wie am Vortag war Paula trotz mehrfacher Aufforderungen nicht in der Lage, emotional in die Gegenwart zurückzukehren. Ihr Unterbewusstsein hatte die tiefe Überzeugung, dass sie hier nie wieder herauskommen würde.

Die einzige Möglichkeit, sie wieder in die Gegenwart zurückzubringen, bestand darin, sie nur durch Fragen so zu führen, dass ihr Unterbewusstsein von sich aus diese Überzeugung aufgab.

„Hast du eine Seele?" „Ich weiß nicht, was das ist", antwortete sie nach einigem Zögern. „Was fühlst du?" „Ich bin traurig", kam es gequält. „Womit fühlst du die Traurigkeit, mit deinem Körper oder deiner Seele?" Keine Antwort. „Fühlst du die Traurigkeit mit deinem Körper?" Nach langem Zögern antwortete sie: „Nein, der ist ja tot." „Aber du fühlst doch die Traurigkeit, oder?" „Ich bin so traurig." „Wenn du die Traurigkeit mit deinem Körper nicht fühlen kannst, womit fühlst du dann diese Traurigkeit?" Nach sichtbar langem Nachdenken antwortete sie: „Mit meiner Seele."

„Dann hast du doch eine Seele, ist das so?" „Ja, stimmt." „Ist es so, dass deine Seele immer Teil einer bedingungslosen Liebe ist?" Wieder dauerte es einige Zeit, bis Paula antwortete, aber ihre Gesichtszüge wurden zunehmend weicher. „Ja, stimmt." „Ist es so, dass in dieser Liebe, deren Teil deine Seele ist, immer hier ist und immer jetzt?" „Ja klar", antwortete sie blitzschnell. „Und ist es so, dass diese Liebe, deren Teil deine Seele ist, überall ist?" „Ja klar", antwortete sie ganz erstaunt darüber, wie man so blöd fragen kann. „Wenn die Liebe und somit auch deine Seele immer und überall sind, dann ist sie doch auch hier, am heutigen Tag. Ist das so?" Mit prustendem Lachen antwortete sie: „Ja klar." „Na, dann kannst du doch jetzt auch mitkommen in die Gegenwart. Ist das so?" „Jaaa." Jetzt wurde Paula emotional in die Gegenwart zurückgeführt.

Nachdem Ralf sich vergewissert hatte, dass sie mit allen Erinnerungen an das traumatische Ereignis emotional in der Gegenwart angekommen war, begann die Aufarbeitung, in der sie das Gefühl, von allem abgetrennt zu sein, und ihre hierdurch bedingte Traurigkeit vollkommen losgelassen hat. Als sie nach Beendigung der Hypnose die Augen öffnete, blickte sie Ralf an. Blitzartig brach es aus ihr heraus: „Ich kenn' dich."

Trauma aus Zwischenleben

Manchmal finden sich die Menschen während einer Hypnose auf der Suche nach der größten Belastung ihres Lebens in einem Zwischenleben wieder. Sie erfahren sich dann energetisch in einem Seinszustand, der zwischen ihrem Tod in einem früheren Leben und dem Aufgehen im Licht der Liebe liegt.

Werner Höppner* war an Krebs erkrankt. Als er in Tieftrance zur Ursache seiner Krankheit gelangte, erfuhr er sich als körperlos schwebend. Vor ihm tauchten immer wieder schreckliche Fratzen auf, vor denen er sich allerdings nicht fürchtete. „Ich fühle mich nicht bedroht“, waren seine Worte.

Es stellte sich heraus, dass er unbewusst aus dem Leben scheiden wollte, um wieder vollständig in diesen Seinszustand zu gelangen. Dieser Zustand wurde nicht als sehr angenehm empfunden, aber eben auch nicht als belastend. Als er bei der Aufarbeitung gefragt wurde, ob er sein Leben annehmen und diesen Schwebezustand verlassen wolle, weigerte er sich beharrlich. „Weißt du, in wie vielen Leben ich gequält wurde? Hier ist es nicht besonders schön, aber hier bin ich sicher.“

Nur durch Fragen suchten wir in seiner Tieftrance nach einem Grund für ihn, sein jetziges Leben neu anzunehmen.

Nach über einer Stunde und vielen Fragen war es der Wunsch, seine Enkelkinder aufwachsen zu sehen, der ihn veranlasste, den Schwebezustand zu verlassen und sein Leben neu anzunehmen. Danach konnte er problemlos seine vollständige Gesundheit annehmen und auch seine Selbstheilungskräfte, die seine vollständige Gesundheit wiederherstellen und erhalten sollten.

Fremdenergie

Durch Fremdenergien wird die Lebensqualität unbewusst massiv beeinträchtigt. Solche Bewusstseinsenergien gehören nicht zum eigenen System von Körper, Geist und Seele, also nicht zur ganz individuellen Seelenenergie der Betroffenen. Sie sind fremd, drücken sich aber durch den von ihnen Besetzten aus. Somit konkurrieren unbewusst zwei oder mehrere verschiedene Persönlichkeiten um die Wahrnehmung, Gefühle und Handlungen der so besetzten Menschen.

Wenn auch nur selten über solche Besetzungen gesprochen wird, so sind sie dennoch weltweit in nahezu allen Kulturkreisen und Weltreligionen bekannt. Die in 30 Ländern vertretene internationale Vereinigung der Exorzisten (AIE) ist von der römisch-katholischen Kirche offiziell anerkannt. Zudem werden an der päpstlichen Universität in Rom regelmäßig Ausbildungen zum Exorzismus durchgeführt. Auf der Homepage des Vatikans wird hierzu ausgeführt: *„Die Ausbildung zum Exorzisten soll Priestern eine ‚ernsthafte, wissenschaftliche, theologische, interdisziplinäre' Rundumsicht zu dem Thema vermitteln. Ein Exorzismus ist keine Magie, sondern ein Dienst der Nächstenliebe und Barmherzigkeit."*

Nach unserer Erfahrung können solche Fremdenergien Depressionen, Autismus und andere psychische Störungen, wie das Tourette-Syndrom oder andere Zwangs- oder Angststörungen, auslösen. Auch körperliche Krankheiten, vor allem Autoimmun- und Krebserkrankungen, sind oft die Folge von Fremdenergien. Das stellt sich in Tieftrancen immer wieder heraus.

Anleitung: (Selbst-)Befreiung von Fremdenergien

Jeder Mensch hat das unumstößliche Recht, in seinem System aus Körper, Geist und Seele in der individuellen Energie seines eigenen Ursprungs allein zu sein. Nur so kann er sein Leben auf seine persönliche Weise frei leben und gestalten. Und nur so kann sich die bedingungslose Liebe, aus der er stammt und die immer in ihm ist, vollständig durch ihn erfahren.

Mit einer Besetzung kann er nur zu einem Teil frei leben, da er fremdbeeinflusst ist. Wenn er nun ganz in seine eigene Kraft kommen möchte, muss er seine Befreiung von Fremdenergien wirklich ernsthaft wollen.

Freiheit wird nie erteilt. Freiheit wird immer genommen. Um frei zu werden, muss der Besetzte den unbeugsamen Willen entwickeln, energetisch frei zu sein. Das allein ist schon sehr schwierig, da die Fremdenergie alles unternehmen wird, um genau das zu verhindern. Zumeist wird hierbei die Selbstwahrnehmung des Besetzten in einer Weise beeinflusst, dass er die Fremdenergie bagatellisiert oder negiert. Sollte der feste Wille, frei zu sein, durch diese Beeinflussung zum bloßen Lippenbekenntnis abgeschwächt werden, kann die gewünschte Freiheit nicht erlangt werden. Allein der feste Wille ist wirksam. Ist dieser vorhanden und auch die absolute Gewissheit des Besetzten, dass er aus der Liebe, die immer in ihm ist, jede Hilfe bekommt, wenn er aktiv darum bittet, kann er sich selbst von der Besetzung befreien.

Hierzu bittet er in dieser inneren Sicherheit mit klaren Gedanken darum, dass in dem Moment, in dem er von eins bis drei gezählt hat, alle Energien, die nicht zu seiner ureigenen Energie gehören, vom Licht der Liebe transformiert werden. Während des Zählens haben die Fremdenergien die Gelegenheit, sein System zu verlassen. Dann zählt er laut: eins – zwei – drei. Das muss in der Regel mehrfach wiederholt werden, wobei der Besetzte mehr und mehr in seine eigene Kraft kommt. Werden die Zahlen anfangs eher gehaucht als gesprochen, so werden sie im Laufe dieses Prozesses, der einige Minuten dauern kann, immer klarer, lauter und energischer ausgesprochen. Am Ende dieses zumeist sehr emotionalen und erschöpfenden Prozesses werden sie oft auch geschrien. Wenn dann urplötzlich ein zuvor nicht gekanntes Gefühl der inneren Ruhe und Erleichterung eintritt, ist die Freiheit von Fremdenergien erreicht.

Das Gelingen dieses Selbstbefreiungsprozesses erfordert eine hohe Konzentration auf die eigenen Gedanken, da die Fremdenergie immer wieder dazwischenfunkt. Insofern wird hierbei auch ein hohes Maß an Selbstdisziplin benötigt. In Hypnosen ist die Entfernung von Fremdenergien deutlich einfacher, da der Besetzte hier im Zustand der Tieftrance geführt wird.

Keine Angst, die Fremdenergien kommen nicht zurück. In der tiefen Gewissheit, dass wir alle aus einem allmächtigen liebenden Licht bestehen, das sich durch uns selbst erfährt, hat keine Fremdenergie die Möglichkeit, in uns hineinzugelangen. Allein die Angst vor Fremdenergien öffnet diesen Tür und Tor. Diese Angst kommt aber bei der sicheren Betrachtung seiner selbst als aus einem allmächtigen Licht bestehend, gar nicht erst auf.

Energetische Beeinflussung

Doch um welche Bewusstseinsenergien handelt es sich bei solchen Besetzungen? Nein, es ist nicht das Böse schlechthin und schon gar nicht der Teufel, der, wie wir aus Susannas Hypnose wissen, nicht mehr ist als nur eine Gedankenschöpfung ohne Leben. Es sind vielmehr Energien, die aus irgendeinem Grund den Menschen, den sie besetzen, benötigen, um selbst in ihrer aktuellen Form existieren zu können. Sie können jederzeit in das Licht der bedingungslosen Liebe gehen, aber im Zustand des Besetzens wissen oder wollen sie das nicht.

In den allermeisten Fällen erfahren wir nicht, um welche Fremdenergie es sich handelt, die entfernt wird. Im Vorgespräch einer Hypnose bitten wir um die Genehmigung, Fremdenergien entfernen zu dürfen, sollten sich solche in der Tieftrance zeigen. In der Hypnose fragen wir dann routinemäßig, ob jeder Mensch das Recht hat, in seinem System aus Körper, Geist und Seele allein zu sein in der Energie seines Ursprungs. Wird das bejaht und auch die Frage, ob er ein Mensch ist, fragen wir, ob er in seiner ureigenen Energie allein ist. Erhalten wir hierauf keine Antwort, werden Fremdenergien wie oben beschrieben entfernt.

Wenn es sich bei der Fremdenergie um verstorbene Verwandte oder Freunde handelt, erfahren wir etwas über die Art der Besetzung. So kann die Seele einer verstorbenen Mutter ihr Kind manchmal nicht loslassen, weil sie es behüten möchte, auch wenn das Kind längst erwachsen ist. Diese Seele geht dann nicht ins Licht der Liebe, sondern geradewegs in das Kind hinein. Das hat zur Folge, dass sich das Kind plötzlich so verhält, wie sich seine Mutter in der jeweiligen Situation verhalten hätte. Auch die Gefühle des Kindes werden hierdurch beeinflusst. Das kann sich sehr problematisch auf die Partnerschaft des Kindes auswirken.

Auch ein lebender Mensch kann eine Besetzung darstellen. Ein ehemaliger Partner zum Beispiel, der seine geschiedene Ehefrau emotional nicht losgelassen hat. Die Ehefrau wird im Extremfall hierbei durch Seelenanteile des Ex-Mannes beeinflusst.

Im Vorgespräch zu einer Hypnose klären wir daher ab, welche lebenden oder verstorbenen Menschen unser Klient in Liebe und Dankbarkeit loslassen möchte. In der Tieftrance wird jeder einzelne Namen nacheinander angesprochen.

Wir bitten den Hypnotisierten dann, sich mit jedem Einzelnen zu verbinden und ihn in Liebe und Dankbarkeit loszulassen. Dabei spielen sich vielfach berührende Abschiedsszenen ab, insbesondere, wenn ein verstorbener Angehöriger, der eine Besetzung darstellte, nun ins Licht gehen kann. Im Anschluss vergewissern wir uns, dass alle wechselseitig losgelassen wurden, und verankern jeweils die Freiheit im Unterbewusstsein.

In sehr seltenen Fällen stellt sich in der Tieftrance heraus, dass der Hypnotisierte von sich selbst besetzt ist, allerdings von einem Persönlichkeitsanteil aus einem früheren Leben.

Michael Amman* ist ein sympathischer und lieber Mensch. Sein größtes Problem bestand allerdings darin, dass er sich schnell gestresst fühlte und dann sofort Wutausbrüche bekam. Als er in der Tieftrance zu der Situation geführt wurde, die sein heutiges Leben am meisten belastet, erfuhr er sich als Ritter im Mittelalter, der in einer Schlacht blitzschnell getötet wurde. Bei der Aufarbeitung in der Gegenwart stellte sich heraus, dass er Persönlichkeitsanteile des Ritters mitgenommen hatte in sein jetziges Leben.

Mit vielen Fragen und Verankerung der Antworten wurde er so geführt, dass er diese Persönlichkeitsanteile mit seinen heutigen vereinigen konnte, und zwar in der Art, die seiner Persönlichkeit im jetzigen Leben entsprechen. Seit dieser Hypnose hat er keine Wutausbrüche mehr.

Gedankenkreisel durch Fremdenergie

Wenn jemand mit einer Besetzung einen Behandlungstermin vereinbart oder sich zu einem Seminar anmeldet, fühlen Fremdenergien sich bedroht. Sie unternehmen dann alles Mögliche, um die Hypnose abzuwenden. Es werden Krankheiten erzeugt, die individuelle Wahrnehmung getrübt, Flüge verpasst oder der Besetzte verirrt sich, wenn er mit dem Auto anreist. Ein Klient, der aus Niederösterreich anreiste, fuhr nach Magdeburg anstatt nach Mönchengladbach. Das fängt alles zumeist bereits bei der Terminvereinbarung an. Die Betroffenen können es am besten schildern. So schrieb uns Sylvia Rath* das Folgende, wofür wir ihr herzlich danken:

„… ich hoffe, das Schreiben erreicht Euch bei bester Gesundheit. Ich bin Euch unendlich dankbar für die Umsetzung Eurer Ideen, die für mich momentan in der Entwicklung Eurer Methode zum Gespräch mit dem Unterbewusstsein und den unerschöpflichen Möglichkeiten daraus gipfelt.
Ich stand vor einem Abgrund und durfte einfach einen anderen Weg wählen.

Zur Belustigung der zukünftigen Seminare kann ich Euch meine im Vorfeld der Hypnose tatsächlich empfundenen Verschwörungstheorien kurz schildern. Ausmalen möchte ich sie nicht mehr, weil es mir heute absurd vorkommt.

Aber es fing tatsächlich in der Nacht, nachdem ich mich zu dem Seminar bei Euch angemeldet hatte, mit Albträumen an. Ich träumte von einem Koffer, den ich im Traum ersteigert hatte. Beim Öffnen dieses Koffers fielen DREI Handpuppen mit geschnitzten Köpfen heraus. Alle drei waren Teufel. (Ich war die Frau mit der Angst vor dem Teufel ;)). Weiter ging es mit Träumen, in denen mein Bauch aufgeschnitten wurde.

Drei Wochen vor dem Seminartermin erkrankte ich unter anderem an einer Mittelohrentzündung. Dank großer Unterstützung meines Mannes reiste ich mit der Erkrankung trotzdem an. Und dann begann das Kopfkino, obwohl ich sicher war, dass ich bei Euch genau richtig bin und mir Hilfe holen kann. Diese Filme sahen so aus: Ich muss nichts mitbringen – muss also dort essen – was wird im Essen sein, das mich für die Hypnose willig macht?

Beim Blick auf Ralfs Hände sah ich Narben – darunter Metall – das waren keine menschlichen Hände. Sein Gesicht verzog sich während der Vorträge zeitweise zu einer teuflischen Grimasse (Sorry). Und natürlich stecken alle unter einer Decke und ich bin hier das Opfer.

Ich hatte ständig das Gefühl, den Seminarraum verlassen zu müssen – endlich weg von hier. Und so war auch meine Platzwahl – immer alle Türen im Blick und die Fluchtmöglichkeit im Rücken. Den Anamnesebogen hatte ich mit größter Anstrengung schon am Montag abgegeben. Am Dienstag hätte ich es vermutlich nicht mehr getan, da ich immer wieder einmal der Meinung war, dass es mir super geht und ich diesen Quatsch nicht brauche. Allein das Wort ‚Fremdenergie' während der ersten Seminartage hat mich fast verrückt gemacht. Wenn es nicht so ernst gewesen wäre …

Heute kann ich auch darüber lachen. Vor dem Seminar habe ich einen Entwurf für die nächste Skulptur zu Papier gebracht … Ich hatte es fast befürchtet und zugleich erhofft: Das Thema ‚Schrei nach Liebe' muss ich nicht mehr in Stein umsetzen. Die Liebe ist in mir und ich fühle sie. Ich bin wieder in der Entwurfsphase angekommen. Ich darf mich mit neuen Themen beschäftigen. Das Leben ist ein wunderbares Abenteuer! Danke! …"

Heinz Schöller* hat uns seine Erfahrungen so geschildert, wofür wir ihm sehr dankbar sind:

„… Schon seit langer Zeit hatte ich das unterschwellige Gefühl, dass in meinem Leben irgendetwas nicht stimmte. Es war nicht wirklich greifbar, aber ich merkte doch, dass ich aus dieser Nummer, als was sie sich auch immer entpuppen sollte, nicht mehr allein herauskam. Die Anmeldung beim SOL-Seminar gab Anlass zur Hoffnung. Das spürte ich deutlich.

Voller Vorfreude begann also der erste Abend. Gegen Ende gab es dann die erste praktische Übung. Um an den kommenden Tagen Zeit zu sparen, sollten schon jetzt mögliche Fremdenergien bei den Teilnehmern entfernt werden. Wir teilten uns in kleine Gruppen auf und sollten einzeln mit dem Leiter der jeweiligen Gruppe gemeinsam einen Text sprechen, der mit Willenskraft vorgetragen, die Fremdenergie aus dem System entfernen sollte. Ich selbst riss mich nicht gerade darum, diese Zeremonie durchzuführen, und ließ erst mal den anderen Teilnehmern den Vortritt. Brigitte roch den Braten sofort und bat mich hervorzutreten. Sie sprach den Text zuerst und nun war ich an der Reihe.

Das Sonderbare daran war, dass ich den Mund nicht aufbekam. Meine Gesichtsmuskeln schienen mir nicht mehr zu gehorchen. Je mehr ich es versuchte, desto schwieriger wurde es. Mir lief es eiskalt den Rücken herunter. Mein Gesicht verkrampfte sich immer stärker und ich spürte diese Ohnmacht, etwas zu wollen, aber nicht zu können. Ich war innerlich zerrissen. Trauer, Angst und Wut wechselten immer schneller ihre Vorherrschaft in meiner Gefühlswelt. Brigitte erkannte meine Not und nahm meine Hände. Das gab mir Kraft. Sie ließ nicht locker, forderte mich auf, ihr nachzusprechen. Ich tat es, aber ich war schwach. Es waren nur Lippenbekenntnisse. Mir fehlte die eigene Kraft. Mehrmals, immer wieder, sprach ich ihr nach. Ich wurde dadurch ruhiger, wusste aber, dass das nicht das Ende war. Sie würden wiederkommen. Das wusste ich genau und Brigitte vermutlich auch. Sie hatte ihr Bestes gegeben und mir fehlte die Kraft. Es war wie die Ruhe vor dem Sturm.

Mit 1000 Gedanken im Kopf und dunklen Vorahnungen, hektischer, angstbesetzter und paranoider fuhr ich ins Hotel zurück und versuchte, den Abend Revue passieren zu lassen und Klarheit für mich zu schaffen. Es gelang mir nicht. Meine Gedanken wurden immer unklarer, angstbesetzter und paranoider.

Oder begann ich plötzlich doch klar zu sehen, was hier gespielt wurde? Möglicherweise war das Ganze eine rie-

sige Inszenierung. Es wird vorgegeben, dass dir geholfen wird, dass Fremdenergien entfernt werden, dass du befreit wirst.

In Wirklichkeit werden verzweifelte Menschen, die Hilfe suchen, in ein Seminar gelockt und genau hier werden die Fremdenergien implantiert. Es traf mich wie ein Donnerschlag. Diese Erkenntnis ließ mir das Blut in den Adern gefrieren. Ich musste so schnell wie möglich von hier verschwinden. Ich hielt es nicht mehr aus. Diese ständigen quälenden Gedanken.

Und die anderen Teilnehmer? Vielleicht ahnten Sie auch, dass hier etwas nicht stimmte. Sollte ich mit ihnen reden? Aber Moment! Vielleicht gehören sie dazu und wissen Bescheid. Es war ausweglos. Was sollte ich machen? Ich musste irgendwie flüchten. Erst mal weg von hier. Aber vielleicht beobachteten sie mich, wenn ich das Hotel verließ. Das war zu riskant. Ich beschloss zu bleiben. Mein Herz schlug immer schneller.

Im Schrank befanden sich glücklicherweise noch drei Bier. Es war der Rest des Vorrats, den ich bei meiner Ankunft gekauft hatte. Die würden mir helfen, die Angst etwas erträglicher zu machen. Das hatte schon früher immer funktioniert. Das erste Bier ging runter wie Öl. Zügig das nächste hinterher. Es dauerte nicht lange, bis die Wirkung einsetzte. Langsam wurde ich wieder etwas ruhiger, die Stimmen leiser und ich begann diese Verschwörung anzuzweifeln. Innerlich schwankte ich hin und her. Was war Lüge und was war Wahrheit? Ich konnte es nicht mehr unterscheiden. Die Verwirrung blieb und ich schlief langsam ein.

Am nächsten Morgen fühlte ich mich nicht gut, wusste aber, dass es der richtige Weg war, weiterhin das Seminar zu besuchen. Die ersten Übungs-Hypnosen standen heute an. Es ging an den ‚energetischen Platz'. Das konnte ich dringend gebrauchen, wollte ich doch wieder ins Gleichgewicht gelangen. Voller Hoffnung legte ich mich auf die Liege und wollte einfach nur Kraft sammeln. Kalle begann zu zählen und bei drei sollte ich an meinem energetischen Platz ankommen.

Leider kam ich nirgendwo an. Im Gegenteil: Es schien mir, als flösse die Trauer der gesamten Welt in mein Herz. Tränen füllten meine Augen. Brigitte erkannte sofort, was hier los war, und übernahm die Hypnose. Immer tiefer und tiefer glitt ich hinein. Ich hörte Brigitte fragen, ob ich einen freien Willen habe, und hörte mich verneinen. Jetzt begann der eigentliche Prozess. Das Geplänkel am letzten Abend war nur ein kleiner Vorgeschmack auf das, was jetzt kommen sollte. Diesmal würde es anders laufen. Es würde viel Kraft kosten, das wusste ich genau, aber mit Brigitte hatte ich eine mächtige Verbündete an meiner Seite. Nun gab es kein Zurück mehr, ich musste bereit sein, es ging um alles. Heute und hier wird es entschieden.

Immer wieder hörte ich Brigitte von der Kraft der hellen Seite sprechen, von der göttlichen, geistigen Welt, die uns bei Seite steht, und immer wieder eins – zwei – drei.

Mein Körper zog sich zusammen, meine Muskeln verkrampften sich. In mir tobte ein Feuersturm. Mir wurde entsetzlich heiß und kalt zugleich. Wir sprachen gemeinsam eins – zwei – drei. Wieder und wieder. Sie wollten nicht gehen. Ich wusste, Brigitte würde nicht lockerlassen, bis es vorbei ist.

Nun hörte ich auch Ralfs Stimme, das gab mir Mut. Mein ganzer Körper verkrampfte sich weiter, entspannte sich wieder, verkrampfte erneut. Eins – zwei – drei, eins – zwei – drei. Es strengt so an. Aber es musste hier und heute entschieden werden. Ein für alle Mal.

Ich spürte, wie Brigitte meine Hände nahm, Ralf meine Füße. Das half, gab mir Kraft, die ich so dringend brauchte. Und wieder eins – zwei – drei, eins – zwei – drei. Es wird vorbeigehen. Es erschien mir wie eine Ewigkeit. Plötzlich hörte ich Ralf mit donnernder Stimme: ‚Und jetzt ist Schluss mit dem Zirkus.' Noch heute hallen diese Worte in mir nach. Augenblicklich entspannte sich mein gesamter Körper und ich wusste, dass es vorüber war. Ich war endlich frei. Erleichterung, Freude und Dankbarkeit überkamen mich.

Die nächsten Tage fühlte ich mich so glücklich wie seit Kindheitstagen nicht mehr. Und ich lachte und lachte und konnte, wollte es nicht stoppen. Es war wunderschön. Auch noch heute, drei Monate später, geht es mir so unglaublich gut und ich erkenne langsam die Tragweite dieses ganzen Transformationsprozesses. Es ist einfach wundervoll …"

An den beiden Beispielen ist zu erkennen, wie sehr Fremdenergien das Leben belasten können, zumeist ohne dass sie als solche erkannt werden. Bis 2016 traten sie so selten auf, dass wir zwar darüber gesprochen, sie aber bagatellisiert haben. Erst seit Januar 2016 treten sie sehr häufig auf. Hierfür haben wir bis jetzt keine Erklärung.

Seelenanteile – immer im Hier und Jetzt

Die Seele ist immer der individuelle Aspekt einer allumfassenden bedingungslosen Liebe. Diese Liebe vereint alles in sich. Sie ist ewig existent in einer spirituellen Dimension, in der es weder Zeit noch Raum gibt. Somit ist auch jede Seele ewig und einzigartig in dieser spirituellen Dimension.

Genau das wird in tiefsten Trancezuständen reproduzierbar und systematisch erfahren. Dennoch ist es für uns, die wir in einer Dimension leben, die von Länge, Breite, Höhe und Zeit gekennzeichnet ist, schwer vorstellbar.

Wenn es in der spirituellen Dimension keine Zeit gibt, dann kann hier auch keine Vergangenheit und keine Zukunft existieren. Dann ist immer „Jetzt". Und wenn es keinen Raum gibt, dann ist immer „Hier". Dann geschieht das, was in unseren Geschichtsbüchern steht, in der spirituellen Dimension der Liebe immer und überall gleichzeitig in zeitloser Zeit. Schwer vorstellbar, oder? In tiefsten Trancen wird das genauso erfahren.

Alles ist Liebe, alles ist Licht, alles ist eins und dennoch ist alles individuell. Jeder, der in tiefster Trance in diesen Seinszustand gelangt, strahlt vor Glück und will dort gar nicht mehr weg.

Genauso geht es vielfach Menschen, die eine Todesnähe-Erfahrung gemacht haben. Sie fühlen sich oft traurig, ohne einen konkreten Grund hierfür nennen zu können. Sie sind erfüllt von einer unbewussten tiefen Sehnsucht. Werden diese Menschen in tiefer Trance zu der Situation geführt, die ihr heutiges Leben am meisten belastet, gelangen sie zumeist in einen Zustand absoluter Glückseligkeit. Sie sind dann im Licht der Liebe.

Doch wie kann es sein, dass dieser Zustand höchsten Glücks die größte Belastung des Lebens darstellt? Aus der Glückseligkeit heraus gestaltet sich die Rückkehr in die Gegenwart zumeist als etwas schwierig. Am liebsten würden die Hypnotisierten für immer in diesem Glück schwelgen. Wenn wir jedoch fragen, ob diese Liebe, die gerade erfahren wird, immer und überall ist, wird das in diesem Zustand immer bejaht. „Wenn die Liebe doch immer und überall ist, dann ist sie doch auch in der Gegenwart. Ist das so?“ Auch hier lautet die Antwort „Ja“. „Dann kannst du ja auch mitkommen in die Gegenwart.“ Sobald er bestätigt hat, dass er wieder in der Gegenwart angekommen ist, beginnt die Aufarbeitung durch Fragen und Verankerung der Antworten.

Wenn wir ihn dann in Tieftrance fragen, ob er eine Seele hat, wird das bejaht. Und auch die Frage, ob die Seele vollständig ist und ganz, wird mit einem Ja beantwortet. Fragen wir in dieser Situation aber, ob die Seele am heutigen Tag, dem aktuellen Datum der Hypnose, vollständig und ganz ist, wird das oft verneint. Hatte ein Klient zuvor eine Todesnähe-Erfahrung, so sind meistens – bildlich ausgedrückt – Anteile seiner Seele im Licht zurückgeblieben, weil es dort so schön ist. Für das Leben stellt das aber die größte Belastung dar, da die zurückgebliebenen Seelenanteile im Leben fehlen. Genau das löst die Traurigkeit und die unbewusste Sehnsucht aus.

Eine Seele kann niemals getrennt sein. Alles ist immer eins. Ein Mensch kann sich aber durchaus getrennt fühlen, nämlich immer dann, wenn seine Seele aus der begrenzten Sicht unseres Lebens zeitgleich in mehreren Seinszuständen unterwegs ist. In einem solchen Fall steht die Seelenenergie, die man auch als Lebensenergie bezeichnen kann, dem Menschen nicht in vollem Umfang zur Verfügung, sondern nur zum Teil. Dann sprechen wir von getrennten Seelenanteilen, da sich dies aus unserer Wahrnehmung in diesem Leben so zeigt, obwohl wir wissen, dass eine Seele tatsächlich nie getrennt werden kann.

Bei der Aufarbeitung fragen wir den sich in Tieftrance befindenden Klienten, ob er eine Seele hat und ob diese immer zugleich Teil einer alles verbindenden Liebe ist. Hat er das bejaht, so fragen wir, ob seine Seele mit all seinen Seelenanteilen verbunden ist, ganz gleich in welcher Dimension sie auch sein mögen. Nach der Bestätigung fordern wir ihn auf, sich alle seine Seelenanteile zufließen zu lassen, in sein jetziges Leben auf den heutigen Tag, solange, bis alle seine Seelenanteile in ihm vereint sind. Was dann geschieht, ist zumeist sehr berührend. Der Gesichtsausdruck verändert sich und die Tränen fließen. Wenn wir uns vergewissert haben, dass alle seine Seelenanteile in ihm vereint sind, lassen wir ihn noch den Schutz davor annehmen, dass seine Seele je wieder getrennt ist oder sich getrennt fühlt. Ist dies geschehen, nimmt der Klient sein Leben ganz neu an, und natürlich auch die Lebenskraft und die Lebensfreude.

Es kommt häufig vor, dass Seelenanteile fehlen, insbesondere dann, wenn Fremdenergien vorhanden waren. Auch bei extremen Traumata können Seelenanteile fehlen. Die Menschen erfahren sich dann in der Trance als körperlos über der traumatisierenden Situation schwebend. Sind die Seelenanteile dann wieder vollständig vorhanden, verbessert sich die Lebensqualität und die Freude am Leben sofort.

Manuel Schenker* litt unter Narkolepsie, dem Sekundenschlaf. Er hatte bereits zwei schwere Autounfälle verursacht, bevor die Krankheit diagnostiziert wurde. Als er in Tieftrance zu der Situation geführt wurde, in der die Ursache für seine Erkrankung lag, erfuhr er sich zeitgleich in etlichen Leben, die er in verschiedenen Ländern zu unterschiedlichen Zeiten lebte. Nachdem er sich alle seine Seelenanteile auf den heutigen Tag in sein jetziges Leben hatte zufließen lassen, war er wieder in seiner Kraft. Die Krankheit trat danach nicht mehr auf.

Anleitung: Seelenanteile selbst vereinigen

Eine Seele ist immer mit all ihren Seelenanteilen verbunden. In der Tieftrance wird das systematisch erfahren. Das bedeutet aber nicht, dass diese Verbindung nur im erweiterten Bewusstseinszustand einer Tieftrance besteht. Diese Verbindung der Seele mit allen ihren Seelenanteilen ist immer gegeben, auch im Wachbewusstsein und im Tiefschlaf. Der Unterschied zur Tieftrance besteht einzig und allein darin, dass hier das mögliche Getrenntsein der Seele und das Zufließen der Seelenanteile wahrgenommen werden.

Falls Du Dir präventiv alle Deine Seelenanteile zufließen lassen möchtest, so geht das auch im Wachzustand, am besten in einer ruhigen meditativen Haltung. Auch hier zählt Dein freier Wille, der den Prozess zu einem schöpferischen Akt macht und insofern von der Liebe unterstützt wird. In der absoluten Gewissheit, dass Du mit allen Deinen Seelenanteilen verbunden bist, begibst Du Dich in eine Meditation. Bist Du zur vollkommenen Ruhe gekommen, sagst Du mit klaren Gedanken zu Dir selbst: „Ich zähle jetzt von eins bis drei und bei drei angekommen, fließen mir alle meine Seelenanteile zu, ganz gleich, in welcher Dimension sie auch sein mögen, in mein jetziges Leben, auf den heutigen Tag, heute, den Tag. Monat. Jahr. Eins – zwei – drei.“ (Das Zählen bitte nicht vergessen. Im Gegensatz zur Entfernung von Fremdenergien genügt hier ein einmaliges Zählen.)

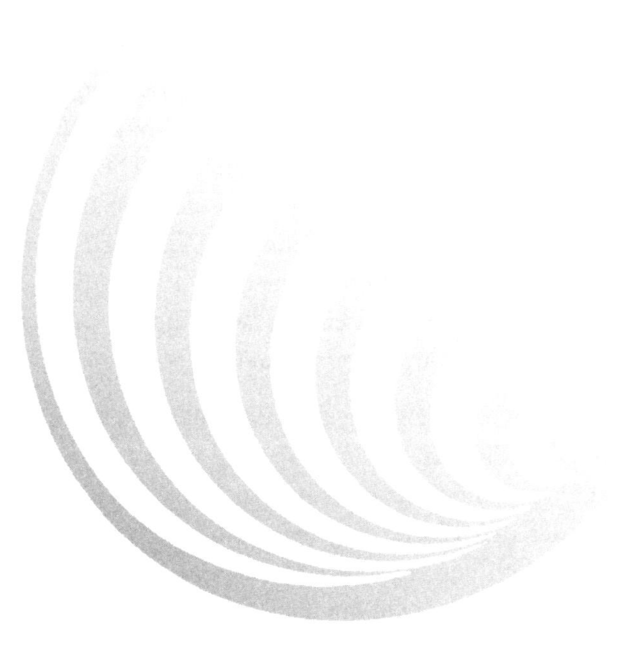

Der Energetische Platz

Nicht jeder gelangt in eine tiefe Trance, insbesondere dann nicht, wenn er unbedingt in diesen erweiterten Bewusstseinszustand gleiten möchte. Die optimale Voraussetzung hierfür ist es, sich absichtslos dem Geschehen in vollem Vertrauen auf den Hypnosetherapeuten zu überlassen. Insbesondere Klienten, die als Kinder den Zweiten Weltkrieg miterleben mussten, fällt es schwer, die Kontrolle abzugeben. Und dann gelingt die Hypnose nicht. Eine solche Hypnose fand auch im Februar 2014 statt.

Heinrich Michels* hatte als Kind den Krieg erlebt. Er litt an einer fortgeschrittenen Krebserkrankung mit Metastasen in den Knochen des gesamten Schädels und des Rumpfes. Er nahm starke Schmerzmittel, nachts Morphium. Vom Leben hatte er sich weitgehend zurückgezogen. Er verließ sein Haus, in dem er allein lebte, nur zu Arztbesuchen.

Als Brigitte ihn hypnotisierte, war kein einziges Anzeichen einer Trance zu erkennen. Eingehüllt in eine weiche Decke, lag Heinrich entspannt und ruhig atmend auf der Liege. Seine Augen waren geschlossen, aber er war eben nicht in Trance.

Als jeglicher Versuch, den Trancezustand herbeizuführen, gescheitert war, hatte Brigitte eine Eingebung. Sie sprach ruhig und akzentuiert: „Ich zähle jetzt von eins bis drei und bei drei angekommen, bist du sofort an deinem energetischen Platz, an dem du von der bedingungslosen Liebe deines Ursprungs vollkommen geliebt und angenommen bist, diese Liebe fühlst und Heilung an Körper, Geist und Seele geschieht. Eins – zwei – drei." Über eine Stunde blieb Heinrich in der Hypnose an seinem Energetischen Platz.

Man wollte ja jetzt nichts mehr von ihm und so konnte er sich seinen Gedanken hingeben. Lediglich alle drei Minuten sprach Brigitte ihn an: „Genieße die Heilung." Bevor sie die Hypnose, die eigentlich wegen der fehlenden Trance keine war, auflöste, suggerierte Brigitte: „Diese Heilung geschieht auch, nachdem du deinen Energetischen Platz verlassen hast, so lange weiter, bis deine vollständige Gesundheit wiederhergestellt ist."

Als die Hypnose beendet war, erklärte Brigitte ihm, dass er nicht in Trance war. Heinrich war kein bisschen enttäuscht. Er erklärte, er habe die Zeit auf der Liege als sehr angenehm empfunden.

Kurz vor Ostern, präzise gesagt, am Gründonnerstag 2014, rief Heinrich an. Seine Stimme klang euphorisch, als er zu Brigitte sagte, er komme gerade von seiner Ärztin. Diese habe ihm den Befund seines Knochenszintigramms mitgeteilt, und zwar mit den Worten: „Sie können Ostern ein Ei mehr essen, und das noch viele Jahre." Die Metastasen im Gesicht und im Schädelbereich waren vollkommen verschwunden. Die Anzahl der Metastasen im Rumpfbereich hatte sich halbiert und die noch vorhandenen waren um die Hälfte kleiner geworden.

Mit ihrer Aussage bezüglich der Ostereier sollte die Ärztin Recht behalten. Heinrich wandte sich wieder dem Leben zu und lebte noch viele Jahre.

Doch was ist das eigentlich, der „Energetische Platz", den Brigitte als Eingebung während der Hypnose erhalten hat? Unsere ehrliche Antwort lautet: Wir wissen es nicht. Auf jeden Fall ist es kein Ort, sondern eine Dimension der Liebe, in die sich jeder Mensch zurückziehen kann und die für jeden Menschen einzigartig ist. Insofern können wir auch niemandem erklären, wie sein ureigener Energetischer Platz aussieht. Auf jeden Fall fließt hier Lebensenergie, für jeden Menschen auf seine ganz individuelle Weise.

Was wir aber mit Bestimmtheit sagen können ist, dass er sich vielfach in positivster Weise auswirkt:

Im Juni 2016 erhielten wir den Anruf eines besorgten Vaters, der um einen Termin für seine Tochter bat. Lydia Flamm* war elf Jahre alt. Sie war seit Monaten nicht zur Schule gegangen, da sie an Osteomyelitis litt, einer Knochenmarksentzündung im rechten Oberschenkel. Die Hypnose sollte sehr kurzfristig stattfinden, da bereits ein OP-Termin feststand, der vier Tage später durchgeführt werden sollte. Während dieser OP sollte das Knochenmark freigelegt und es sollten Medikamente in den Knochen eingelegt werden. Nach Monaten der Behandlung war die Operation aus medizinischer Sicht unbedingt erforderlich. Das Wort „Amputation“ stand ebenfalls im Raum.

Lydia war ein sehr schüchternes Mädchen. Sie hatte starke Schmerzen und war stark abgemagert, da sie in den Monaten ihrer Krankheit kaum etwas gegessen hatte. Lydia wollte die Hypnose von sich aus gerne erhalten, sich also nicht auf Weisung ihrer Eltern hypnotisieren lassen, was sehr wichtig ist. Gegen ihren Willen hätten wir auch keine Hypnose durchgeführt.

Während der Hypnose wurde auch keine Trance erzielt, so sehr sich Brigitte auch bemühte. Das Kind lag während der gesamten Hypnose reglos auf der Liege und antwortete auf keine einzige Frage. Als letzten Ausweg führte Brigitte sie an ihren Energetischen Platz, an dem Heilung geschieht, ganz genauso, wie wir es bei der Hypnose von Heinrich beschrieben haben.

Als die Hypnose zu Ende war, setzte Lydia sich auf und rieb erstaunt über ihr Bein: „Mein Bein tut gar nicht weh! Mein Bein tut gar nicht weh!“ Als Brigitte sie zu ihren Eltern brachte, die in einem anderen Gebäude auf sie warteten, humpelte Lydia wieder. „Hast du Schmerzen?“ „Nein, gar nicht.“ „Na, dann brauchst du ja auch nicht zu humpeln.“ „Stimmt.“ Lydia ging dann, ohne zu humpeln, auf ihre Eltern zu.

Wir waren alle enttäuscht, dass in der Hypnose keine Trance erreicht werden konnte, was wir den Eltern natürlich genau so erklärten. Die aktuelle Schmerzfreiheit konnte ja auch vorübergehend sein, was wir, ehrlich gesagt, auch vermuteten. Die Familie reiste ab und wir haben nichts mehr von Lydia gehört.

Monate später rief uns eine Frau an, um sich zu einem unserer Seminare anzumelden. Auf die Frage, ob sie noch Fragen habe, antwortete sie: „Nein, ich habe keine Fragen.“ Als Ralf etwas verwirrt nachfragte, kam die Antwort: „Mein Sohn und meine Schwiegertochter waren doch bei Ihnen.“ Als er immer noch nicht verstand, setzte sie nach: „Mit der kleinen Lydia.“ Ralf fragte sofort nach, wie es Lydia ginge. „Haben die sich nicht gemeldet? Mein Sohn wollte Sie doch anrufen. Das ist phänomenal. Das möchte ich auch können. Lydia hat bereits auf dem Rückweg wieder gegessen und ist am nächsten Tag in die Schule gegangen. Sie hüpft herum und ist ein fröhliches Mädchen. Die Operation wurde abgesagt.“

An dieser Stelle ist es uns sehr wichtig, darauf hinzuweisen, dass nicht wir es sind, die hierbei oder auch bei anderen

Hypnosen etwas bewirkt haben. Wir begleiten unsere Klienten nur in den erweiterten Bewusstseinszustand einer tiefen Trance, stellen Fragen und lassen die Antworten tief im Unterbewusstsein verankern. Die Wirkung erzielt der Klient in der Wahrnehmung seiner Verbindung mit der Liebe ganz allein. Insbesondere beim Energetischen Platz, der uns, wie wir es sehen, geschenkt wurde, machen wir nichts anderes, als den Klienten an diesen Platz zu leiten.

Es ist die Hinwendung zur bedingungslosen Liebe, die das Leben verändert. Das Fühlen der Liebe heilt.

Der Energetische Platz in der Medizin

Der Energetische Platz wird vielfach auch in Kliniken und Arztpraxen angewendet. Wie aus den beiden oben geschilderten Hypnosen hervorgeht, benötigt man hierfür nur geringe bis gar keine Trancen. Ein ruhiger meditativer Zustand ist hierfür völlig ausreichend. Für Patienten ist es in den allermeisten Fällen sehr hilfreich, in schwierigen Situationen und bei belastenden Behandlungen an ihren Energetischen Platz zu gelangen, und das am besten von selbst, ohne darüber nachdenken zu müssen.

Hierzu erhalten sie eine kurze Hypnose mit einer Dauer von etwa 15 Minuten, die nur aus der Einleitung, einer kurzen Arbeitsphase und der Ausleitung besteht. In der Arbeitsphase erhalten sie eine oder mehrere Wirksuggestionen, die fest im Unterbewusstsein verankert werden. Solche Wirksuggestionen sind Anweisungen, die während der Hypnose in leichten Trancezuständen gegeben werden und ihre Wirkung nach Beendigung der Hypnose dauerhaft entfalten. Auf diese

Weise wird ein sogenannter Trigger, ein Auslöser, verankert, der den Patienten jedes Mal, wenn er in eine mit diesem Trigger verknüpfte Situation kommt, an seinen Energetischen Platz bringt. Im Folgenden zeigen wir Dir einige Beispiele hierfür auf.

Für einen schwer erkrankten Patienten ist es sehr hilfreich, wenn er sich selbst, wann immer er es möchte, an seinen Energetischen Platz bringen kann. Hierzu erhält er dann eine mehrteilige Wirksuggestion, die ihm genau das ermöglicht. Jedes Mal, wenn er danach an seinen Energetischen Platz gelangen möchte, formt er mit beiden Händen sein Mudra, eine bestimmte Handhaltung, die er selbst festgelegt hat. Dieses Mudra führt er dann auf seine Stirn zu, wobei er von zehn bis null rückwärts zählt. In dem Moment, in dem er seine Stirn bei null berührt, ist er sofort an seinem Energetischen Platz, an dem Heilung geschieht.

Wenn wir mit einem schwerkranken Patienten eine Tieftrance-Hypnose durchführen, ist er in der Regel voller Hoffnung. Er hat Angst, etwas falsch zu machen, und möchte bewusst mithelfen, in die Trance zu gelangen. Gerade ein solches Bemühen verhindert die Trance zuverlässig.

Deshalb bieten wir ihm an, ihm am Anfang der Hypnose die Wirksuggestion zu geben, mit der er selbst immer an seinen Energetischen Platz gelangen kann. Hat er diese angenommen, kann man seine Erleichterung förmlich sehen. Danach kann er loslassen und der Weg in die Tieftrance ist frei.

Entscheidet sich ein Patient nach sorgfältiger Abwägung für eine belastende Therapie, wie zum Beispiel eine Chemotherapie, wurde er zuvor über die zu erwartenden Nebenwirkungen aufgeklärt. Er weiß, dass hierbei Gifte in seinen Körper gelangen, die alle Zellen angreifen, was zu Übelkeit, Haarausfall und anderen Nebenwirkungen führen kann.

Daher setzt er zwar alle Hoffnung auf die Behandlung, sieht dem Einlaufen oder dem Einnehmen der Substanzen aber mit gemischten Gefühlen entgegen. Vielfach ist es die pure Angst. Hat er allerdings vorher eine Wirksuggestion erhalten, die ihn in dem Moment, in dem das Chemotherapeutikum in seinen Körper gelangt, sofort an seinen Energetischen Platz bringt, kann er die Behandlung viel entspannter und angstfreier tolerieren.

Auch bei anderen belastenden Untersuchungen und Therapieformen ist eine Wirksuggestion, mit der die Therapie als Trigger eingesetzt wird, der den Patienten während der Behandlung an seinen Energetischen Platz bringt, zumeist sehr hilfreich.

Hierbei reicht eine einzige kurze Hypnose jeweils aus, da der so gesetzte Trigger dauerhaft wirkt.

Auf diese Weise kann der Energetische Platz zum Beispiel in folgenden Situationen ausgelöst werden:

- Geburtshilfe
- MRT-Untersuchungen
- Hyperthermie-Behandlungen
- zahnärztliche Behandlungen
- Narkosen und Operationen
- Chemotherapien
- Strahlentherapien

u. v. m.

Hier noch ein Beispiel aus der Strahlentherapie:

Im August 2017 nahm Anette Kirstein als leitende MTRA des Helios Klinikums Emil von Behring in Berlin an einem unserer Seminare teil. Als wir zu den Wirksuggestionen kamen, fragte sie uns, ob wir für ihre Patienten, die vielfach große Ängste bei der Bestrahlung ausstünden, auch eine Wirksuggestion entwickeln könnten.

Auf unsere Frage, in welchem Umfeld und wie denn eine solche Behandlung ablaufe, beschrieb sie das so:

Der Raum, in dem sich das Bestrahlungsgerät befindet, hat vier Meter dicke Wände. Die Tür dieses Raumes wiegt 26 Tonnen. Sie wird über einen hydraulischen Antrieb geöffnet und geschlossen. Diese Schutzmaßnahmen sind notwendig, um die Mitarbeiter vor der Strahlung zu schützen. Zu Beginn der Behandlung wird der Patient auf einem Lagerungstisch, der sich am Gerät befindet, positioniert. Während der Bestrahlung bewegt sich dann der Strahlerkopf in einem exakt definierten Abstand dicht um den Körper des Patienten herum. Die Bestrahlung selbst erfolgt mit einem durchdringenden Geräusch, das sich von allen anderen Geräuschen im Raum deutlich unterscheidet. Sie dauert nur ein bis zwei Minuten und ist schmerzlos. Es sind zumeist 12 bis 28 solcher Bestrahlungen erforderlich, manchmal auch weniger oder auch bedeutend mehr.

Bei der ersten Einrichtung erfolgt noch keine Bestrahlung. Der Patient liegt auf dem Tisch des Bestrahlungsgerätes. Dieser wird auf 1,20 Meter hochgefahren, worauf der Patient genau positioniert und die Maschine eingerichtet wird.

Dann wird das Licht heruntergedimmt und der Körper an drei Stellen mit einem Laserstrahl angestrahlt. Die Stelle, an der jeweils der Strahl auftrifft, wird mit einer kleinen Tätowierung markiert. Auf diese Weise wird die genaue Positionierung des Patienten bei den folgenden Bestrahlungen gewährleistet. Die Bestrahlung selbst wird mit Photonen durchgeführt, die extrem beschleunigt sind.

Die Bestrahlungen laufen dann so ab: Wenn der Patient richtig positioniert ist und alle Vorbereitungen getroffen sind, verlässt jeder andere den Raum. Der Letzte drückt auf den „Last Man Out"-Schalter, einen roten Pilztaster neben der Tür, und ruft dem Patienten zu „Jetzt geht´s los!". Dann schließt sich langsam die Tür und die Bestrahlung beginnt.

Gesundheit ist auch Gefühlssache. Und der größte Feind der Gesundheit ist die Angst, zumindest dann, wenn sie nicht gerade das Leben rettet.

Wie muss ein Mensch sich fühlen, wenn er umgeben von fremden Geräuschen mutterseelenallein auf dem Tisch eines hochmodernen Großgerätes liegt und weiß, dass etwas Mächtiges mit ihm passieren wird, wenn das intensive Bestrahlungsgeräusch einsetzt? Er hat Angst, und wie!

Es wird mit Photonen bestrahlt, Lichtteilchen, die durch Gefühle beeinflusst werden. Das haben wir im Kapitel „Geist steuert Materie" am Beispiel des Doppelspaltversuchs beschrieben.

Zwischen der Stelle am Bestrahlungsgerät, an der die Photonen austreten, und dem Tumor im Körper des Patienten, der bestrahlt werden soll, besteht zwangsläufig ein Abstand. Weiterhin ist ein Luftspalt zwischen dem Strahlerkopf des Gerätes und dem Körper des Patienten vorhanden. Und schließlich muss die Strahlung, je nach Lage des Tumors, noch etliche Zentimeter in den Körper hinein, bevor der Tumor erreicht wird. Wenn wir insgesamt von einem Abstand zwischen Strahlenaustritt und Tumor von mindestens 20 cm ausgehen, so können die Photonen auf diesem Weg stark streuen. Sie werden hierbei direkt von Gefühlen beeinflusst.

Was dürfte in dieser Situation besser sein, um die Photonen auf ihrem Weg zu kanalisieren? Ein Patient, der vor Angst schlottert oder ein Patient, der in sich ruht und seinen Selbstheilungskräften vollkommen vertraut? Wir vermuten Letzteres.

Aus diesem Grund haben wir gemeinsam mit Anette Kirstein eine mehrteilige Wirksuggestion entwickelt, die das charakteristische und unverkennbare Geräusch der Bestrahlung als Trigger für den Energetischen Platz nutzt.

Da es sich bei der Bestrahlung um Photonen handelt, also Lichtteilchen, bezeichnen wir die Strahlentherapie in der Wirksuggestion als „Lichttherapie“. Das klingt schon viel freundlicher. Demzufolge lautet der Kernteil dieser Wirksuggestion so:

„Sobald du die Geräusche der Lichttherapie wahrnimmst, bist du sofort an deinem Energetischen Platz, an dem du von der bedingungslosen Liebe deines Ursprungs vollkommen geliebt und angenommen bist, diese Liebe fühlst und Heilung an Körper, Geist und Seele geschieht.“

Erwiesene Tatsache ist, dass Patienten, die eine solche Angst vor der Strahlentherapie hatten, dass sie diese von ihnen unbedingt gewollte Behandlung nicht erhalten konnten, danach problemlos bestrahlt werden konnten. Und das vielfach mit unerwartet guten Erfolgen. Zu ihrem ersten Hypnosepatienten schrieb uns Anette Kirstein:

„… heute hatte mein erster Hypnosepatient sein Abschlussgespräch. Wenig Nebenwirkungen und ein fast lockerer und unbeschwerter Patient saß uns gegenüber. Meine Ärztin ist begeistert. Wenn er für sich selbst das alles nicht so recht in Worte fassen kann, haben wir doch durch unsere Nachfragen erfahren, dass er viel gelassener ist, gut schlafen kann und vor allen Dingen angstfrei ist. Das Verhältnis zu seiner Frau hat sich normalisiert und sie ist nicht mehr in ständiger Sorge um ihn.

Er selbst hatte auch nicht wirklich verstanden, dass er vor der Hypnose, nach der ersten Chemotherapie, eigentlich mehr tot als lebendig war. Seine Frau hatte ihm das jetzt wohl erzählt.

Der Tumor ist um zwei Drittel geschrumpft. Und keiner kann sagen, woran es lag! ;-) Er schaut wieder in die Zukunft und ruht irgendwie in sich selbst.

Meine Ärztin war genauso begeistert wie ich. Sie hat mir nach dem Gespräch mit dem Patienten noch gesagt, dass sie eigentlich nicht geglaubt hat, dass er die kurative Therapie schafft, und wollte deshalb das Behandlungskonzept von 28 Fraktionen auf zehn bis elf reduzieren und damit nur noch einen palliativen Ansatz verfolgen …

… Unseren Chef hat die behandelnde Ärztin dann auch gleich noch informiert und ihre Begeisterung für die Sache gezeigt. So hoffe ich, dass wir nach und nach mehr Patienten hier hypnotisieren werden.“

Quelle: E-Mail Anette Kirstein vom 20.11.2017

Seitdem wird die Direktive SOL-Hypnose im Berliner Klinikum Emil von Behring angewendet. Und Anette Kirstein erhielt sogar einen Innovationspreis für diese Methode. Auf der Homepage der Klinik wird die Hypnose so beschrieben:

„Es kann zu Angstzuständen oder sogar zu Panikattacken führen, wenn Patienten sich der Großgerätemedizin in der Strahlentherapie unterordnen und zum Teil für die Behandlung auch fixiert werden.

In solchen Fällen bietet Anette Kirstein, die Leitende Medizinisch-technische Radiologieassistentin, eine speziell auf die Strahlentherapie ausgerichtete Hypnose an. Einzigartig daran ist, dass diese Form nur einmal zu Beginn der Therapie erfolgt: Der Entspannungszustand hält über den gesamten Zeitraum der Strahlenbehandlung an, unabhängig davon wie oft der Patient zur Bestrahlung kommt.

Diese Kombination aus klassischer Hypnose und psychischer Energiearbeit führt bei Patienten zu einer Tiefen-Entspannung und ermöglicht ein erfolgreiches Durchführen der Strahlenbehandlung.

Darüber hinaus gibt es oft weitergehende Effekte: Manche Patienten brauchen keine Beruhigungsmedikamente mehr oder weniger Schmerzmittel. Zudem treten bekannte Nebenwirkungen, wie Gewichtsverlust, deutlich abgeschwächt oder gar nicht mehr auf. Auch Schlafstörungen oder die Verträglichkeit der Chemotherapie können durch die Hypnose positiv beeinflusst werden.

Dass diese Sichtweise auch von der medizinischen Fachwelt anerkannt wird, zeigen viele wissenschaftliche Untersuchungen, die die spezifischen Funktionsweisen und Wirksamkeit der Hypnotherapie belegen. Auch auf dem Jahreskongress der Deutschen Gesellschaft für Radioonkologie (DEGRO) in Münster 2019 konnte Anette

Kirstein überzeugen: Ihr Engagement in der Strahlentherapie wurde mit dem 1. Platz des MTRA-Innovationspreises ausgezeichnet."

Quelle:https://www.helios-gesundheit.de/ambulant/berlin-zehlendorf-mvz-am-helios-klinikum-emil-von-behring-fachaerzte/unsere-fachbereiche-im-mvz/strahlentherapie/hypnose/

Anleitung: Selbst zum Energetischen Platz

Wenn Du selbst an Deinen Energetischen Platz gelangen möchtest, so ist das auch ohne vorherige Hypnose möglich. Hierzu begibst Du Dich in der absoluten Gewissheit, dass Du in Deinem tiefsten Inneren aus einer bedingungslosen Liebe bestehst, die alles aufbaut und alles verbindet, in einen meditativen Zustand. In dieser Meditation sagst Du in Gedanken zu Dir selbst:

„Ich zähle jetzt von eins bis drei und bei drei angekommen, bin ich sofort an meinem Energetischen Platz, an dem ich von der bedingungslosen Liebe meines Ursprungs vollkommen geliebt und angenommen bin, diese Liebe fühle und Heilung an Körper, Geist und Seele geschieht." Sobald Du den Inhalt dieses Satzes gedanklich fest erfasst hast, zählst Du in Gedanken eins – zwei – drei. Und schon bist Du an Deinem ganz persönlichen Energetischen Platz.

Impfungen ausleiten

Auch Impfungen können in leichten Trancen am Energetischen Platz ausgeleitet, also mitsamt ihren Wirkungen aufgelöst werden. Hierzu geben wir eine mehrteilige Wirksuggestion, die den Hypnotisierten zunächst an seinen

Energetischen Platz bringt und ihn während der Hypnose dort energetisch verbleiben lässt. Wenn alles aus energetischen Schwingungen, also aus Energie und Informationen besteht, dann bestehen Impfstoffe doch auch aus Energie und Informationen. Diese sind durch das menschliche Bewusstsein beeinflussbar (siehe Kapitel: Geist steuert Materie). Dann kann das Bewusstsein auch Impfstoffe und deren Wirkungen in der Weise ausleiten, in der es für den Körper optimal ist. Genau das suggerieren wir bei der direktiven Hypnose in leichten Trancezuständen. In der Tieftrance ist das natürlich auch im direkten Dialog mit dem Unterbewusstsein möglich.

Die Voraussetzung, dass es gelingt, ist auch in diesem Fall der feste, freie Wille, die Impfungen auszuleiten. Wenn jemand allerdings nur Nebenwirkungen ausleiten möchte, nicht jedoch die Impfung selbst, wird es garantiert nicht funktionieren. Möchte der Hypnotisierte seine Impfung hingegen mit fester Absicht ausleiten, bestehen hierfür beste Chancen. Wir geben diese Wirksuggestion seit 2021 mit einer Erfolgsquote von rund 80 Prozent. Jede Hypnose ist individuell. Grundsätzlich erfolgt jede Hypnose auf eigene Verantwortung des Hypnotisierten. Wir geben keinerlei Heil- oder Erfolgsversprechen ab, weil das zum einen unseriös wäre und zum anderen rechtlich nicht zulässig ist.

In etwa einem Viertel der Fälle von solchen Impfausleitungen kam es innerhalb von drei bis vier Stunden nach der Hypnose zu grippeähnlichen Symptomen, die teilweise mit hohem Fieber einhergingen. Dieser Zustand dauerte dann für drei bis vier Tage an. Danach waren die Nebenwirkungen der Impfung in allen Fällen ebenfalls abgeklungen.

Hinweis: Wenn sich eine Impfung in der Weise auflöst, die für den Körper optimal ist, bedeutet das nicht, dass dies auch angenehm sein muss. Fieber ist eine natürliche, jedoch als unangenehm empfundene Reaktion des Körpers, um Krankheitserreger intensiv zurückzudrängen und die Heilung beschleunigt herbeizuführen. Fieber ist eine besonders starke Reaktion des Immunsystems. Nachdem das Fieber gesunken ist, sind die Entzündungswerte weg und die vorherige Immunschwäche auch. Diese ist dann auch im Labor nicht mehr nachweisbar.

Umkehr – Leben statt Angst

Zeitenwandel

Die Lebensbedingungen haben sich in unserer Gesellschaft in den letzten 60 Jahren stark verändert. Als wir, die Autoren, unsere Kindheit verbrachten, haben wir das Leben als viel langsamer erlebt, als das heute der Fall ist. Im Winter wurde mit Kohle geheizt. Zu Hause saß die Familie überwiegend in der Küche zusammen. Dort stand der Herd, mit dem geheizt und auf dem gekocht wurde. Die Wohnzimmer wurden nur an besonderen Tagen beheizt. Unsere Schlafzimmer waren kalt. Wenn wir morgens unter unseren dicken Federbetten hervorkrochen, waren die Fensterscheiben von innen mit Eisblumen überzogen. Schön anzusehen, aber kalt. Zur Schule fuhren wir mit dem Fahrrad oder gingen zu Fuß, natürlich auch samstags.

Telefone gab es so gut wie keine. Wenn wir uns mit Freunden treffen wollten, verabredeten wir uns zu einer bestimmten Uhrzeit und fuhren dann mit dem Fahrrad zum Treffpunkt oder gingen zu Fuß. Wir durften über Felder laufen und auf Bäume klettern, ohne dass sich jemand daran gestört hätte. Wir haben als Kinder viel gelesen. Fernseher gab es zu dieser Zeit auch schon. Das waren Röhrengeräte, über die in Schwarz-Weiß an ein paar Stunden pro Tag gesendet wurde – Nachrichten und manchmal auch „Flipper“, „Fury“ oder „Lassie“.

Die Spiritualität im religiösen Sinne gehörte in den 1960er Jahren viel intensiver zum Leben, als das heute vielfach der Fall ist. In Nordrhein-Westfalen waren sogar die Grundschulen streng nach Konfessionen getrennt. Es gab katholische und evangelische Grundschulen, die zumeist direkt nebeneinanderlagen. Der evangelische Schulhof war für das katholische Kind aus der Nachbarschule Niemandsland – und umgekehrt war es genauso. Und nach der Schule trafen sich alle fröhlich zum gemeinsamen Spielen.

In den weiterführenden Schulen war die Religionszugehörigkeit dann unwichtig, es sei denn, es handelte sich um kirchliche Schulen. Genauso war es bei der Arbeit oder in anderen Bereichen des Lebens. Jeder kannte jeden und die Menschen gingen aufeinander zu. Der Zusammenhalt in der Gesellschaft war groß. Die Menschen schöpften auch aus guten Nachbarschaften und guten kollegialen Beziehungen Kraft, Sicherheit und Freude am Leben. Man lebte und arbeitete intensiv zusammen, was bei den damaligen Möglichkeiten der fernmündlichen Kommunikation auch nicht anders möglich war.

Damals gingen viel mehr Menschen als heute sonntags in die Kirche oder zu Treffen anderer Glaubensgemeinschaften. In ihrem Glauben fanden sie Halt in jeder Lebenssituation, ganz gleich, welcher Konfession oder welchem Glauben sie angehörten. Die Spiritualität war für viele Menschen ein wichtiger Aspekt ihres Lebens.

1989 bekam ich, Ralf (Mooren), mein erstes Autotelefon. Es bestand aus einem riesigen Kasten im Kofferraum und einem Telefonhörer, der über ein Spiralkabel verbunden war. Manchmal konnte ich damit sogar telefonieren, wenn es gerade Empfang hatte.

Heute hat nahezu jeder Mensch ein modernes Smartphone mit unendlich vielen Apps und Funktionen. Wir sind alle ständig erreichbar – zumindest fast alle. Wir sind über das Internet und in sozialen Netzwerken miteinander vernetzt und werden mit Nachrichten aus aller Welt im Minutentakt überflutet. 1989 hätten uns schätzungsweise 99 Prozent dieser Nachrichten nie erreicht. Und wir hätten sie auch bestimmt nicht vermisst.

Ist es wirklich wichtig zu wissen, welches Unglück gerade wo auf der Welt passiert ist oder welches schreckliche Verbrechen wo und wie begangen wurde? Oder wie wir uns vor irgendwelchen Gesundheitsschäden, die uns nicht einmal in den Sinn gekommen wären, unbedingt schützen müssen? Solche und viele weitere Nachrichten, die ständig auf uns einprasseln, machen etwas mit uns: Sie machen uns latent Angst, insbesondere durch die ständigen Wiederholungen. Doch das Internet und die übrigen Medien haben zumeist für alle Probleme geeignete Lösungen und Verhaltensvorschläge, selbst für die nicht wirklich vorhandenen. Das macht es uns leicht, Meinungen ungeprüft zu übernehmen und zu unseren eigenen zu machen, denn es erspart uns das Nachdenken. Doch wollen wir das wirklich?

Gut, dass die Hersteller dieser Handys für uns mitdenken. Bei der Erstinbetriebnahme zumindest eines dieser Handys wurde der Besitzer im „Notfallpass“ automatisch und ohne jeden Hinweis zum Organspender gemacht. Wenn er das nicht wollte, musste er diese Funktion suchen und sie aktiv selbst ausschalten. Wir haben genau das bei unseren Apple iPhones gemacht, nachdem wir von einem Klienten auf diese automatisierte Einstellung aufmerksam gemacht wurden. Über solche wesentlichen Fragen möchten wir bitte noch selbst entscheiden dürfen. Vor allem aber möchten wir klar gefragt werden und nicht das unaufgefordert Aufgedrängte einfach kritiklos konsumieren.

Wir leben heute in einer hochdigitalisierten Welt, die viel mehr Komfort und Möglichkeiten bietet als die Welt unserer Kindertage. Doch wo bleibt der Respekt vor den Nutzern, wenn die Anbieter dieser Technik diese so konfigurieren, dass die Menschen hierdurch beeinflusst und sogar bevormundet werden, wie das obige Beispiel als eines von vielen zeigt.

Kann es sein, dass bei allen Vorteilen, die uns die digitale Vernetzung bietet, die immens wichtigen zwischenmenschlichen Beziehungen beeinträchtigt werden? Dass es bei vielen Menschen hierdurch zu einer, wenn auch unbemerkten, Vereinsamung kommt? Können Follower und virtuelle Freunde im Netz wirklich echte Freundschaften ersetzen? Zumindest scheint es so. Das Zusammenleben hat sich in unserer Gesellschaft so verändert, dass die Anzahl der Haushalte bei annähernd gleicher Bevölkerung von rund 83 Millionen Menschen kontinuierlich steigt. 2022 gab es knapp 41 Millionen Haushalte in Deutschland. Die Zahl der Einpersonenhaushalte ist hierbei besonders angestiegen, und dieser Trend setzt sich fort. Zugleich hat der Zusammenhalt in unserer Gesellschaft gegenüber den Zeiten, in denen es keine Smartphones und keine digitalen Medien gab, stark abgenommen. Die Spiritualität hat für viele Menschen an Bedeutung verloren, was aus der Vielzahl der Austritte aus Religionsgemeinschaften klar zu erkennen ist. So nützlich und hilfreich sie auch ist, kann die fortschreitende Digitalisierung die spirituelle Hinwendung zu sich selbst wirklich ersetzen?

Genialität oder Größenwahn?

Die Technik ist sehr weit entwickelt und diese Entwicklung schreitet in rasantem Tempo voran. Diese Entwicklung macht auch vor der Natur nicht halt, auch nicht vor dem Menschen selbst. So werden Methoden entwickelt und eingesetzt, die den Körper zwingen sollen, seine vermeintlichen Fehlfunktionen auf Zellebene selbst zu beheben. Einfach gesagt, soll der menschliche Körper, der von Natur aus genauso perfekt ist wie jedes andere Lebewesen und jede Pflanze, hierbei so manipuliert werden, wie begnadete Wissenschaftler es für richtig halten.

Doch was wissen wir genau von der Welt, in der wir leben? Da kommt uns ein Kinderlied in den Sinn, das wir in unseren Kindertagen voller Ehrfurcht gesungen haben. Der Text ist seit 1818 bekannt. Die erste Strophe lautet so:

Weißt du, wie viel Sternlein stehen
An dem blauen Himmelszelt
Weißt du, wie viel Wolken gehen
Weit hinüber alle Welt
Gott der Herr hat sie gezählet
Dass ihm auch nicht eines fehlet
An der ganzen großen Zahl
An der ganzen großen Zahl

Text: Wilhelm Hey (1789–1854)

Heute, über 200 Jahre später, wissen wir das doch bestimmt genau, oder? Unsere Technik macht doch fast alles möglich. Also: Wie viele Sterne stehen am Himmel?

In einer sternklaren Nacht sind etwa 3.000 bis 5.000 Sterne mit bloßem Auge von der Erde aus sichtbar. Das Weltraumteleskop „Hubble“, das seit 1990 die Erde umkreist, kann da schon viel mehr sehen. Sein Blick reicht bis zu 13 Milliarden Lichtjahre weit ins All.

Unser Stern ist die Sonne, die zusammen mit ihren acht Planeten unser Sonnensystem bildet. Dieses gehört zu unserer Heimatgalaxie, der Milchstraße, die etwa 100 Milliarden Sterne umfasst. Und wie viele Galaxien gibt es? Nach den Aufnahmen von Hubble sind etwa 100 Milliarden Galaxien existent. Allerdings haben Forscher hochgerechnet, dass Hubble 90 Prozent der Galaxien nicht erfassen kann. Demnach gäbe es eine Billion Galaxien im Universum. Der Nachfolger von Hubble, das Weltraumteleskop James Webb, ist seit 2021 im All und fünfmal leistungsstärker als Hubble. Vielleicht findet dieses Teleskop ja noch viel mehr.

Ach so, nein, wir wissen nicht, wie viel Sternlein am Himmel stehen. Das Einzige, was wir wissen, ist, dass es schier unendlich viele sind. Und wir sind mittendrin, in dieser Unendlichkeit. Wie die Welt im Kleinsten aussieht, im Inneren der Materie, weiß die Wissenschaft nicht so richtig, und ob die Welt irgendwo endet, wissen wir alle auch nicht. Wollen wir uns mit Blick auf die Wissenschaft über die Natur erheben, nennen wir das schlicht Größenwahn.

Wer weiß genau, wie aus einem kleinen braunen Fleck auf dem Fensterrahmen eine Fliege entsteht? Wie jeder weiß, kann dieses hoch entwickelte Insekt schon sehr lästig sein, aber ist es nicht ein wunderbares Wesen der Schöpfung? Was passiert im kleinsten Detail, wenn aus einem Protoplasma-Tröpfchen ein neuer Mensch entsteht, für den das Wunder des Lebens mit der Zeugung beginnt? Niemand weiß es genau! Und dennoch will man sich über dieses Wunder der Schöpfung erheben und künstlich in Prozesse eingreifen, die von Natur aus perfekt sind und die während des ganzen Lebens genauso ablaufen, wie die Natur es vorgibt.

Bei dieser Betrachtung ist auch eine chronische Krankheit kein Zufall. Sie hat eine unbewusste Ursache, die sich allerdings in Tieftrance zumeist offenbart. Ändert der Mensch dann seinen Weg, wird diese Krankheit nicht mehr gebraucht und kann auf die gleiche Weise heilen, wie sie entstanden ist – ganz allein aus dem Inneren heraus.

Mithilfe der Künstlichen Intelligenz wird sich die Technik immer schneller entwickeln, bestimmt sogar bis hin zum Transhumanismus, bei dem der Mensch selbst durch die digitale Technik in seinen natürlichen Fähigkeiten optimiert werden soll. Damit sollen auch Alterungsprozesse verlangsamt und so das Leben verlängert werden. Überheblich möchte der Verstand die Natur beherrschen. Dabei gibt es allerdings ein klitzekleines Problem:

Eines kann die Künstliche Intelligenz nicht und sie wird es auch bestimmt nie können: Sie kann keine Gefühle entwickeln. Die unendliche Wirkung der Gefühle mit all ihren feinen Nuancen ist nur beseelten Wesenheiten zu eigen. Und die Seele ist das, was den Menschen wirklich ausmacht. Genau das wird bei der ultimativen Bewunderung der Technik und dem Wunsch, mit einem gesunden Halbwissen in die Natur eingreifen zu wollen, leicht übersehen. Dabei wird die Wissenschaft über alles gestellt und glorifiziert.

„Das ist wissenschaftlich erwiesen!“ Mit dieser Aussage werden häufig technisch-wissenschaftlich geprägte Ansichten untermauert, über die man einfach nicht weiter diskutieren, geschweige denn nachdenken möchte. Doch was bedeutet eigentlich „wissenschaftlich erwiesen“? So genau weiß man das auch nicht, denn es gibt hierfür keine allgemeingültige Definition. Nach unserer Ansicht sollte ein Phänomen reproduzierbar nachgewiesen und veröffentlicht sein, um als „wissenschaftlich erwiesen“ zu gelten.

Das ist bei allem, was wir in diesem Buch ausgeführt haben, der Fall. Es zeigt die wahre Natur eines jeden Menschen: die Ewigkeit seiner Seele und seines individuellen Seins. Und auch die unendlichen Potenziale, die damit von Natur aus einhergehen: Wir sind, wir waren immer und wir werden immer sein. In diesem Leben dürfen wir unsere Erfahrungen machen, jeder auf seine ganz eigene Weise, ganz so, wie er sie wirklich aus seinem tiefsten Inneren heraus machen möchte.

Sterben und Tod

Wir werden alle sterben. Das Wissen hierum ist bestimmt der am meisten verdrängte Gedanke in unserer Gesellschaft. Der Tod gehört zum Leben, genauso wie die Geburt. Das Sterben ist, genauso wie die Geburt, ein heiliger Akt. Wir wissen aus den Tieftrancen sicher, dass die Geburt nicht der Anfang und der Tod nicht das Ende des Seins ist. Das individuelle Sein hat keinen Anfang und kein Ende.

Wenn, wie mehrfach erlebt, das Eintreten in dieses Leben traumatisch sein kann, dann muss der rein geistige Zustand nach dem Tod, der in Tieftrancen als pures Glücksgefühl wahrgenommen wird, doch über alle Maßen angenehm sein.

Für denjenigen, der das selbst erfahren hat, und auch für denjenigen, der es nicht selbst erfahren hat, aber die Aussage über diese Erfahrung akzeptiert und als wahr annimmt, ist die Angst vor dem Zustand des Todes objektiv unbegründet.

Und wenn diese Angst überwunden ist, kann man sich ja auch dem Leben zuwenden und jedem Tag viele schöne Momente und Erfahrungen abgewinnen, wenn man das möchte.

Umkehr und Leben

Vielfach kommen Patienten zu uns, die an Krankheiten leiden, zu denen aus medizinischer Sicht keine hoffnungsvolle Prognose abgegeben werden kann. Solche Krankheiten, von denen wir hier aus guten Gründen keine einzige exemplarisch benennen, führen in der Regel zum Tod. Um den Eintritt des Todes möglichst lange hinauszuzögern, werden regelmäßig Therapieformen angeraten, die sehr belastend sind und die Lebensqualität stark beeinträchtigen. Diese Therapien bilden dann für den Patienten den Strohhalm, an den er sich klammert.

In einer solch schwierigen Situation kann der Patient widerspruchslos alles annehmen, was ihm an Behandlungsmöglichkeiten angeraten wird. Der Betroffene kann sich aber auch als mündiger Patient erweisen, der sich umfassend informiert und nach eigener Abwägung aller Informationen seine persönliche Entscheidung über die Art seiner Behandlung trifft. Um eine solch souveräne Entscheidung vorzubereiten, sollte auch eine zweite Meinung eingeholt werden. Zudem könnten die folgenden Fragen hilfreich sein:

- Würden Sie die angebotene Therapie auch selbst durchführen lassen, wenn es Sie oder einen Ihrer Angehörigen beträfe?
- Welche Nebenwirkungen treten mit welcher Häufigkeit auf?

- Bitte nennen Sie mir die Studien, mit denen die Wirksamkeit der (neuen) Medikamente belegt ist.
- Gibt es Alternativen zu der Ihrerseits vorgeschlagenen Therapie?

Wir haben im Kapitel „Lebenswille“ über den Weg von Adrian Danneberg* berichtet. Adrian war medizinisch austherapiert. Es blieb ihm aus dieser Sicht nur noch kurze Zeit zum Leben. Adrian hat im Vorgespräch zu seiner Tieftrance-Hypnose seinen ganz persönlichen Grund gefunden, dieses Leben fortzusetzen. Er nahm in Tieftrance seine Gesundheit und seine Selbstheilungskräfte an und hat danach sein Leben „Gottes Schöpferenergie“ anvertraut. Seit diesem Moment hatte er keine Angst mehr. Das Fühlen der Liebe heilt. Das haben wir in etlichen Fällen genauso erfahren. Hätte Adrian versucht, das, was er in seiner Hypnose erlebt hat, durch weitere Maßnahmen nachzubessern, wäre er wahrscheinlich nicht mehr unter uns. Die Liebe lässt sich nicht kontrollieren. Sie lässt sich nur verschenken.

Umkehr ist Hinwendung. Hinwendung zu der Liebe, die uns alle aufbaut und verbindet. Wenn die Umkehr zur Liebe erfolgt ist, gibt es keine Angst mehr, nur Sicherheit und Geborgenheit. Wie auch immer jeder diese Liebe für sich bezeichnen mag, ob als Gott, Shiva, Licht, Universum oder wie auch immer, ist der Liebe egal.

Du wirst bedingungslos geliebt. Du kannst diese Liebe annehmen, wenn Du es möchtest – jederzeit!

Über die Autoren

Prof. Dr. med. Albrecht Hempel, Jahrgang 1957, ist Facharzt für Innere Medizin und Kardiologe. Als Hochschullehrer war er viele Jahre an der Berliner Charité tätig. 2013 wechselte er als Leiter des Fachbereichs „Integrative medizinische Wissenschaften zur Steinbeis-Hochschule zu Berlin. Seit 2003 führt er in Sachsen das Institut ZEUMS als Praxis für Integrative Medizin. Als Internist und Spezialist für Herz-Kreislauf-Erkrankungen verbindet er hier sein schulmedizinisches Wissen mit ganzheitlichen Methoden. In seiner langjährigen beruflichen Praxis hat er immer wieder die Erfahrung gemacht, dass die Lebensenergie seiner Patienten insbesondere bei chronischen Krankheiten und Krebs einen wesentlichen Einfluss auf den Heilungsprozess hat. Im erfahrenen Wissen, dass die Lebensenergie seiner Patienten direkt von den Gefühlen abhängig ist, mit denen diese durch ihr Leben gehen, bezieht er die Wirkung der Gefühle in seine Behandlungen mit ein. Seine Erfahrungen gibt er in seinem Buch „Gesundheit ist auch Gefühlssache“ weiter. Prof. Hempel ist Seminarleiter für SOL-Hypnose. Mit dieser Form der Hypnose verhilft er seinen Patienten, unbewusste Blockaden, die ursächlich für Krankheiten sind, im direkten Dialog mit dem Unterbewusstsein zu lösen. Dies ist für ihn der Gipfel seiner medizinischen Tätigkeit.

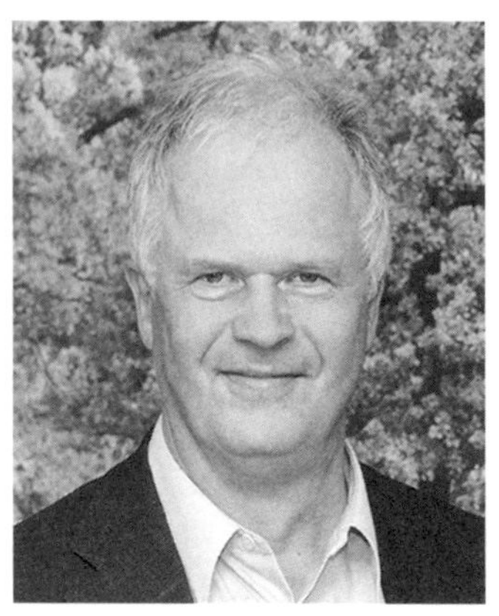

Dr. med. Christa-Maria Hempel, Jahrgang 1959, studierte in Rostock Humanmedizin. Ihre Facharztausbildung für Neurologie/Psychiatrie erfolgte an der Nervenklinik in Schwerin. Am Krankenhaus Rüdersdorf bei Berlin hat sie später ihre Ausbildung in der Palliative-Care-Medizin abgeschlossen.

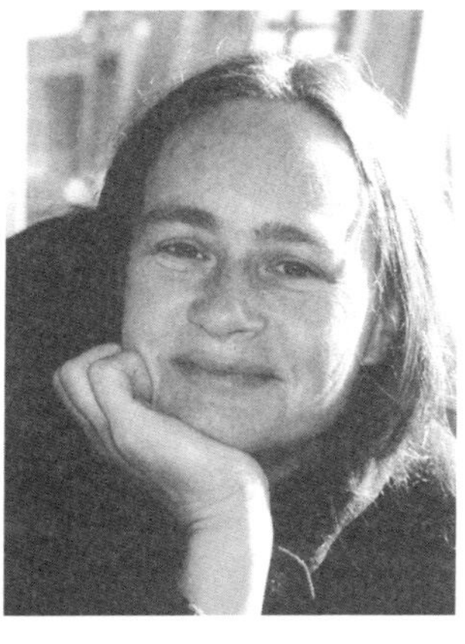

Mit dem Wechsel an das Krankenhaus St. Joseph-Stift in Dresden war sie ab 2005 am Aufbau des Modellprojektes der späteren Spezialisierten Ambulanten Palliativversorgung (SAPV) beteiligt, wo sie bis heute arbeitet.

Eine umfangreiche Referententätigkeit in Mitteldeutschland mit Schwerpunkt an der Akademie für Palliativmedizin und Hospizarbeit in Dresden rundet ihr berufliches Wirken ab.

Dipl.- Ing. Ralf Mooren, Jahrgang 1959, entwickelte im Alter von 35 Jahren sein Interesse an essenziellen Fragen des menschlichen Seins. Neben seinen beruflichen Tätigkeiten als Maschinenbau- und Schweißfachingenieur sowie Geschäftsführer und Unternehmensberater beschäftigte er sich mit fernöstlichen Heilweisen und besuchte spirituelle Seminare auf der ganzen Welt.

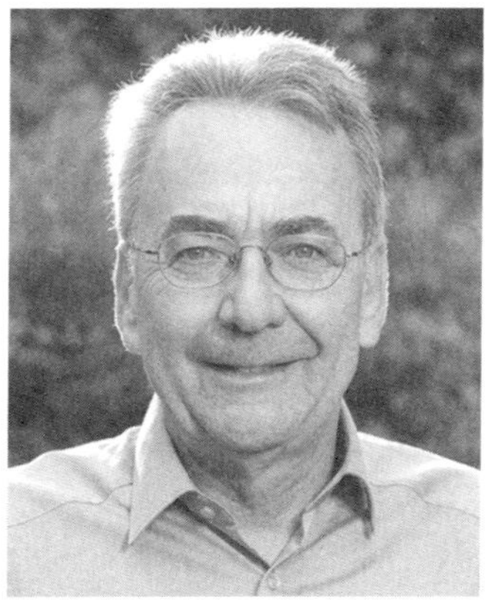

Gemeinsam mit Brigitte Papenfuß entwickelte er die SOL-Hypnose, eine Form der Hypnosetherapie, mit der durch die kombinierte Anwendung von psychischer Energiearbeit und klassischer Hypnose sehr tiefe Trancen erreicht werden. Im direkten Dialog mit dem Unterbewusstsein können die in Tieftrance befindlichen Klienten hierbei auf ihre ureigenen unbewussten Ressourcen zurückgreifen, um so ihre Selbstheilungskräfte zu aktivieren oder ihre psychischen Probleme zu lösen. Ihre Erfahrungen, die sie mit diesen Hypnosen gemacht haben, geben Brigitte Papenfuß und Ralf Mooren mit ihren Publikationen weiter. In ihren Büchern berichten sie von wahren Begebenheiten: „Wenn das Unterbewusstsein spricht – Wie die Energie der Seele die Realität lenkt" und „Heilung durch SOL-Hypnose – Mit dem inneren Arzt zurück ins Leben".

Brigitte Papenfuß, Jahrgang 1957, hatte durch ihre berufliche Tätigkeit als staatlich geprüfte und anerkannte Masseurin

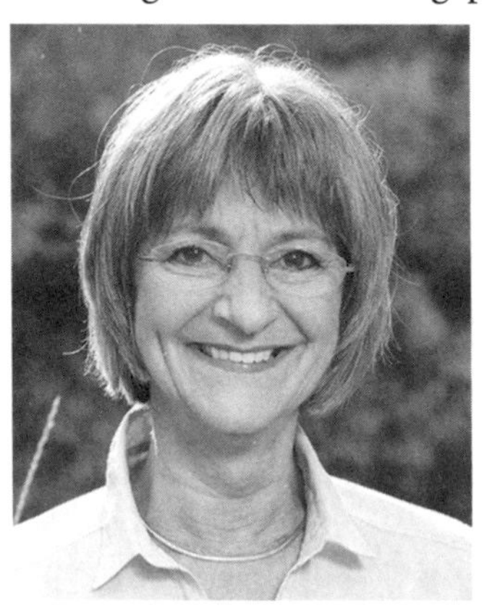

und medizinische Bademeisterin in eigener Praxis ständigen und sehr einfühlsamen Kontakt zu kranken Menschen. Neben ihrem Beruf war sie ehrenamtlich als Sterbebegleiterin tätig. Die hier gemachten Erfahrungen veranlassten sie, sich intensiv mit spirituellen Fragen des Lebens auseinanderzusetzen. So absolvierte sie umfangreiche Ausbildungen in traditioneller chinesischer Medizin (TCM), Shiatsu, spiritueller Energiearbeit, Kinesiologie und Psycho-Physiognomik, unter anderem bei Heilern in China und Schamanen in Mexiko. Seit 2001 führt Brigitte Papenfuß gemeinsam mit Ralf Mooren das Therapie- und Ausbildungszentrum für SOL-Hypnose „SOL spirit-of-light" in Mönchengladbach.

Danksagung

Wir danken allen Patienten und Klienten, die uns in ihren Behandlungen ihr Vertrauen geschenkt und so das Entstehen dieses Buches erst ermöglicht haben.

Unser besonderer Dank gilt auch all jenen, die uns detaillierte Rückmeldungen gegeben haben, aus denen wir einige in diesem Buch zitiert haben, wenngleich in anonymisierter Form.

Dafür, dass wir ihr hochspirituelles und bereicherndes Feedback unter ihrem wahren Namen in diesem Buch weitergeben dürfen, bedanken wir uns sehr herzlich bei Susanna Dünner.

Mit der Einführung der SOL-Hypnose in die Strahlentherapie hat Anette Kirstein vielen Menschen in schwierigsten Lebenssituationen geholfen. Hierfür und für ihre Mithilfe bei der Entwicklung der diesbezüglichen Interventionen bedanken wir uns ausdrücklich und gratulieren ihr sehr herzlich zum Innovationspreis der Deutschen Gesellschaft für Radioonkologie, den sie hierfür erhalten hat.

Literaturempfehlungen

Brigitte Papenfuß & Ralf Mooren
Wenn das Unterbewusstsein spricht
Wie die Energie der Seele die Realität lenkt
255 Seiten I Hardcover mit Fadenbindung I
14,5 x 21,5 cm
ISBN: 978-3-944878-00-3
€ 22,80 (D)

Brigitte Papenfuß & Ralf Mooren
Heilung durch SOL-Hypnose®
Mit dem inneren Arzt zurück ins Leben
256 Seiten I Hardcover mit Fadenbindung I
14,5 x 21,5 cm
ISBN: 978-3-944878-59-1
€ 19,90 (D)

Prof. Dr. Albrecht Hempel
Gesundheit ist (auch) Gefühlssache.
Wie ich als Herzmediziner die Heilkraft der Emotionen entdeckte
224 Seiten, Hardcover mit Schutzumschlag
ISBN 978-3-89883-949-5
€ 22,99 (D)

Notizen

Jedem Moment wohnt Poesie inne

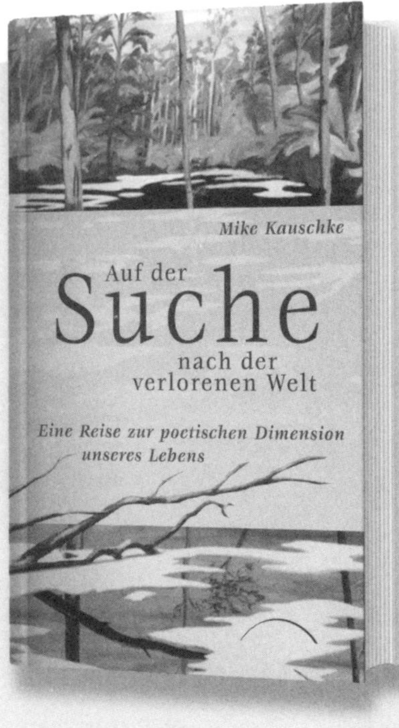

Dieses Buch ist eine Einladung einen neuen Blickwinkel auf das Sein einzunehmen, das Poetische dieser Welt in jedem Augenblick wahrzunehmen und aus allem, was uns begegnet, etwas Besonderes zu machen.

Das poetische Prinzip als neue Sinneserfahrung und Lebenseinstellung berührt tief innen und eröffnet neue Horizonte.

Wer die Schönheit und Kostbarkeit jedes Augenblicks wahrnimmt, entwickelt die schöpferische Kraft, auf das Sprechen der Welt zu antworten – sensibel für das Mysterium de eigenen Lebens, aber auch für die großen Herausforderungen unserer Zeit.

Mike Kauschke
Auf der Suche nach der verlorenen Welt
272 Seiten, Hardcover
ISBN 978-3-95883-515-3

Kamphausen Media